녹용영동탕
K-심폐단

복합약물요법으로
폐 COPD 완치한다

녹용영동탕 K-심폐단

지 은 이 | 김남선
펴 낸 이 | 김원중

편 집 주 간 | 김무정
기   획 | 허석기
편   집 | 김주화
디 자 인 | 이은지
제   작 | 박준열
관   리 | 이은, 정혜진
마 케 팅 | 박혜경

초 판 발 행 | 2024년 4월 12일

출 판 등 록 | 제313-2007-000172(2007.08.29)

펴 낸 곳 | 도서출판 상상나무
           상상바이오(주)
주   소 | 경기도 고양시 덕양구 고양대로 1393 상상빌딩 7층
전   화 | (031) 973-5191
팩   스 | (031) 973-5020
홈 페 이 지 | http://smbooks.com
E - m a i l | ssyc973@hanmail.net

ISBN 979-11-86172-82-7 03510
값 20,000원

녹용영동탕 K-심폐단

김남선 박사 | 지음

복합약물요법으로 폐 COPD 완치한다

화보로 보는 폐질환 정보, 핵심정리
당신의 폐는 건강한가요?

상상나무

한국 한의학을 세계에 알린 명의

김남선 원장님은 호흡기질환, 특히 최근에는 COPD로 잘 알려진 만성폐쇄성폐질환을 집중적으로 연구해 오셨습니다. 40년이 넘게 50만여명을 진료하신 경험으로 수많은 환자들을 만성 호흡기질환에서 해방되도록 도움을 주고 계십니다.

특히 김 원장님의 연구로 개발된 한방복합약물요법은 국내 뿐 아니라 해외 10여개국 30여 도시에서 그 논문이 발표돼 큰 관심을 모았으며 이런 이유로 지금도 매년 수차례 해외에서 논문을 발표하시며 한국 한의학의 명예를 높여 오셨습니다.

코박사라는 별명이 있을 정도로 호흡기질환 전문가인 김 박사님은 어린이들의 알레르기 비염과 천식에도 관심이 높이 이 분야 책저술과 치료에도 앞장서 왔습니다. 이번 책 출간과 함께 앞으로도 국민건강증진 차원에서 지속적인 연구와 한방치료에 앞장서 주시길 부탁드립니다.

대한한의학회 회장 **최도영** 교수

일본에서 아주 유명한 김남선 박사님

　일본에서는 동양의약회라는 한의사 모임이 있어 수십년 전부터 매년 정기적인 학술대회를 대도시로 돌아가며 열고 있습니다. 그런데 한국인 한의사로 이 동양의학회 한방 학술대회에 가장 많이 강사로 초청된 분이 바로 김남선 박사님이십니다.

　일본에 오시면 늘 유창한 일본어로 호흡기질환, 알레르기질환의 한의학적 접근 방법과 그 치료방법을 제시해 일본 한방 의사들에게 큰 감명과 도움을 주어 왔습니다. 저 역시도 김 박사님의 만남을 통해 많은 한의학적 지식을 쌓을 수 있었으며 2024년 올해도 김 박사를 저희 나고야에 초청해 강의를 들을 수 있어서 매우 감사했습니다.

　이번 책은 그동안 김박사가 낸 책들과 달리 많은 사진과 정보가 담긴 화보집 스타일로 편집된 책이란 점에서 특별하며 나이 든 분들도 코질환 및 폐질환에 대한 정보를 쉽게 얻을 수 있어 기회가 되면 일본에도 번역돼 출판하면 좋을 것 같습니다. 수고하셨습니다.

일본 나고야 히로세클리닉 히로세 박사

호흡기 환자들에게 용기와 희망을 주는 책

    김남선 박사에게 약 처방을 받은 코 알레르기 및 폐질환 환자는 빠른 건강 회복을 보입니다. 그래서 김박사님이 원장으로 계신 영동한의원은 늘 많은 환자들로 붐비는데 그것은 그만큼 치료효과가 입소문으로 계속 퍼져 나갔기 때문입니다.

    이렇게 오랜 기간 수많은 사람들을 치료하며 얻은 치료 노하우를 녹여 이번 저서가 집필되신 것으로 압니다. 특히 쉽게 이해되도록 사진과 자료를 많이 넣어 호흡기 환자들에게 많은 정보도 드리면서 용기와 희망을 주는 책이 될 것으로 여겨집니다.

    인체의 질병은 사람들은 큰 고통을 주고 삶의 질을 현저히 떨어뜨립니다. 이 책을 통해 호흡기, 알레르기, 폐질환으로 고생하는 분들에게 큰 도움이 될 것으로 믿으며 적극 추천하는 바입니다.

前 국민일보 의학기자
이기수 약업신문 상임고문

폐 호흡기 질환 정복을 향한 끝없는 행진

폐질환 전문한의사로 활동하며 환자들을 보아온지 45년이 지났습니다. 옛말대로 하면 그 사이 강산이 4~5번이나 바뀐 셈이 됩니다. 제가 보아온 환자 수만 해도 50만명은 족히 될 것으로 추산됩니다.

폐질환은 다른 질환과 달리 인체의 생명과 직결되는 호흡과 연결되어 환자들의 고통과 불편함은 타 질병에 비해 아주 높습니다. 그리고 폐질환은 한번 나빠지면 원상태로 치료되기가 매우 어려운 질병이기도 합니다.

연로한 나이가 되었거나 미세먼지가 많은 환경에 노출되었던 이들이 만성폐쇄성폐질환(COPD)으로 불리는 질병에 점점 더 많이 걸리고 있고 40대 이후 증상이 시작되고 있는 숫자가 18%나 된다는 통계가 우리를 놀라게 합니다.

이 책은 이 COPD를 비롯해 폐질환에 대해 이해하기 쉽게 화보식으로 엮은 것입니다. 저는 그동안 20여권 이상의 건강서적을 냈지만 사실 책을 정독해서 완전히 보았다는 분을 많이 보지 못했습니다. 그래서 이번 책은 판형은 크게 하고 글은 최대한 줄이면서 관련 삽화나 그림은 다양하게 많이 넣어 독자들에게 도움이 되고자 노력했습니다.

저의 45년 진료 노하우는 '한방복합약물요법'에 있습니다. 초기엔 '칵테일 복합요법'이라고도 했는데 저는 이 연구논문 하나로 세계를 돌았습니다. 미국의 뉴욕, 시카고, 미시간, LA를 비롯 캐나다 토론토에 갔었고 일본 도쿄, 오사카, 나고야 등 12개 도시를 다녀왔습니다. 한의학의 본류라는 중국 베이징과 상하이, 대만의 타이페이, 영국의 런던 등 세계 10대 도시의 대학들에서 세계석학들과 "폐COPD 복합약물"에 대한 논문발표 강의를 100회 이상 열었습니다.

특히 하버드 메디컬스쿨에서의 강의도 많은 관심을 끌었습니다. 이런 추세라면 한국의 한의학 폐COPD 치료로 세계적인 노벨상에도 도전해 볼 수 있다는 생각을 했습니다.

이 책에서는 이 발표내용의 모든 것을 알기쉽게 정리해 누구라도 폐질환에 대한 의학적 상식과 이해에 도움을 받으실 수 있도록 했습니다. 따라서 예방과 치료에도 도움이 될 것입니다.

이 책이 나오기까지 수고한 분들게 감사드리며 독자들에겐 이 책을 꼭 끝까지 읽어주시길 부탁드립니다.

2024년 2월 김남선 원장

목차

제1부
COPD와
호흡기질환

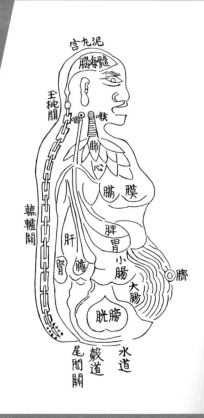

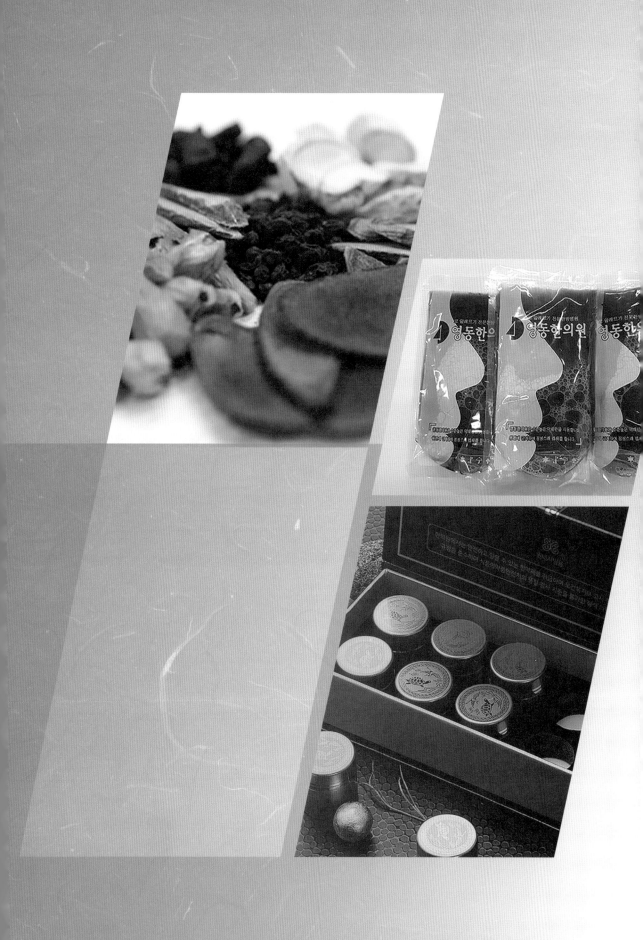

1. COPD ^(만성폐쇄성폐질환)

흡연과 미세먼지 같은 대기오염으로 호흡기 환자가 늘고 있습니다. 호흡기 질환 중 치명적인 것이 만성폐쇄성폐질환(COPD·Chronic Obstructive Pulmonary Disease')입니다.(만성폐쇄성폐질환은 전 세계 사망 원인 중 4위입니다.)

폐의 산소 교환 장치인 폐포가 서서히 병들어 숨쉬기가 힘들어지고, 결국 사망에도 이릅니다. COPD를 '침묵의 살인자'로 부르는 이유입니다. 초기에는 증상을 잘 못 느껴서 대부분 병이 진행된 후 발견합니다.

환절기 찬공기 때문에 증상이 더 심해지는 COPD 의심 증상과 폐 건강에 도움이 되는 생활요법에 대해 알아보겠습니다. COPD는 폐에 염증이 지속되고, 기관지가 점차 좁아지는 호흡기 질환입니다. COPD는 해로운 가스나 입자가 폐에 들어가서 쌓이며 발생합니다. 이 때문에 산소 교환 장치인 폐포가 손상돼 회복되지 않습니다. 폐포가 망가지면 산소를 받아들이지 못하고, 기관지에 염증까지 생겨 점차 좁아집니다. 결국 호흡 곤란으로 사망에 이를 수도 있습니다. COPD는 남성 환자 비율이 75%를 차지합니다.

▶COPD 원인

COPD를 일으키는 가장 중요한 원인은 담배입니다. 4000여 종의 미세하고 해로운 담배 유해 물질 입자가 폐포에 축적되면 폐포가 손상되고, 팽창해서 터지기도 합니다. 전체 COPD 환자 중 80~90%의 원인이 흡연 때문인 것으로 추정합니다. 간접흡연도 영향을 줍니다. 이외에 미세먼지, 매연, 조리할 때 발생하는 연기 등 환경적인 요인들도 COPD 발생과 관련 있는 것으로 보고됩니다.

※ COPD 발생에 영향을 주는 요인들

* 흡연 및 간접 흡연
- 하루에 담배 한 갑 이상을 10년 이상 피운 40세 이상
- 하루에 반 갑을 피웠으면 20년 이상 피운 경우

COPD 원인

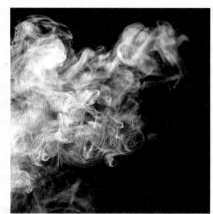
흡연, 간접흡연

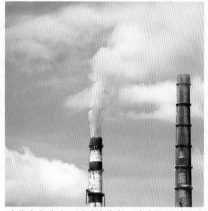
미세먼지 매연 조리시발생하는 연기 등 공기오염

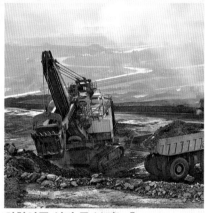
화학약품 석탄 등 분진노출

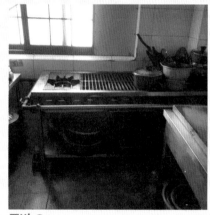
주방 Gas

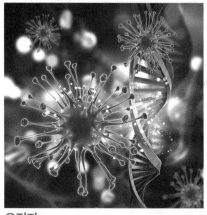
유전자

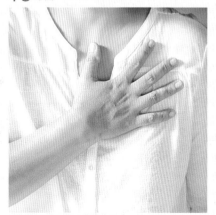
천식 등 호흡기질환자

* 화학약품, 석탄 등 직업성 분진 노출
* 미세먼지, 매연, 조리 시 발생하는 연기 등 실내·외 공기 오염
* 유전자-드물지만 α1-antitrypsin의 유전적 결핍이 위험 증가시켜
* 천식, 기도과민반응 등 호흡기 질환자 및 고령자

▶COPD 심각성

COPD는 초기에 가래·기침 외에 특별한 증상이 거의 없어서 치료 시기를 놓치는 경우가 많습니다. COPD가 심각한 것은 손상된 폐와 기관지가 예전처럼 건강하게 회복되지 않는다는 것입니다.

영구적으로 호흡기 기능이 떨어진 채로 살아가다가 증상이 악화되면 호흡곤란으로 이어져서 사망할 수도 있습니다. 담배를 피우면 폐암에 걸릴 수 있다는 것은 잘 알고 있죠. 하지만 담배 때문에 COPD에 걸리고 사망할 수 있다는 사실은 잘 모릅니다. 우리나라 에서는 연간 약 6000명 이상이 COPD로 사망하는 것으로 보고됩니다. COPD가 있으면 심장혈관질환·폐암 위험이 큰 것으로도 나타납니다.

- COPD 병기는 1~4기까지 있으며, 1기에서 4기로 넘어가는데 10년 이상 걸림
- 초기에는 증상 없이 서서히 진행하기 때문에 대부분 2기에서 발견
- 폐 기능이 50% 이상 손상되기 전까지는 특별한 증상이 잘 나타나지 않음
- 일단 증상이 시작되면 급속히 악화되고, 폐 기능을 다시 되돌리기 힘들어
- 중증이 되면 산소통을 이용한 24시간 산소요법만이 생명을 연장시킴
- COPD를 4기에 발견하면 5년 생존율 20~30%에 그쳐

▶COPD 주요 증상

40세 이상 흡연자가 만성기침·가래가 있으면 COPD를 의심하고 폐기능 검사를 받아야 합니다. 무기력증, 체중 감소, 만성피로 같은 증상도 동반될 수 있습니다.

- 기침
COPD의 첫 번째 증상은 만성 기침입니다. 처음에는 간헐적으로 나타납니다. 감기가 없는데도 기

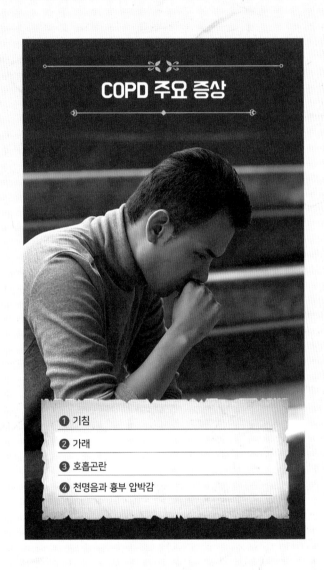

COPD 주요 증상

❶ 기침

❷ 가래

❸ 호흡곤란

❹ 천명음과 흉부 압박감

침이 3개월 이상 지속됩니다. 나중에는 매일 발생하며 때로는 온종일 지속되기도 합니다.

- 가래

COPD 환자들은 흔히 기침 후에 소량의 끈끈한 가래(객담)가 나옵니다.

- 호흡곤란

호흡곤란은 대부분 COPD 환자들이 의사를 찾는 이유입니다. 평지를 걸을 때 숨이 차서 다른 사람을 따라가지 못합니다. 증상이 악화되면 가만히 있어도 숨이 찹니다. 호흡곤란은 지속적으로 나타나고, 폐 기능이 약해지며 점차 심해집니다.

- 천명음과 흉부 압박감

쌕쌕거리는 천명음과 가슴이 눌리는 흉부 압박감이 나타날 수 있습니다.

▶COPD 예방과 생활관리

COPD 때문에 한 번 손상된 폐 기능은 다시 회복되기 어렵습니다. 조금만 움직여도 숨이 차고, 활동량이 줄면서 폐 기능은 점점 더 약해지는 악순환이 반복됩니다. 때문에 증상을 기억해서 조기에 진단하고 병이 악화되는 것을 막는 치료를 받아야 합니다. 증상이 의심될 땐 폐 기능 검사를 받아야 합니다. 또 평소 COPD 예방을 위해 금연하고, 이미 COPD를 앓고 있으면 생활관리가 필요합니다.

* 금연
- 담배는 COPD 주범이기 때문에 금연만큼 좋은 예방법은 없습니다.
- 45세 이후의 금연은 별 의미가 없습니다. 그동안 피운 담배의 유해물질이 축적돼 30년간 지속되기 때문입니다.

* 예방 접종
- COPD 4기 환자의 약 30%가 폐렴 때문에 사망합니다. COPD 환자는 폐렴구균 백신 접종을 받아야 하고 독감 예방에 도움이 되는 인플루엔자 백신 접종도 필요합니다.

* 위생관리
- 항상 손을 깨끗이 씻고, 독감이 유행할 땐 사람이 많은 곳을 피해야 합니다.

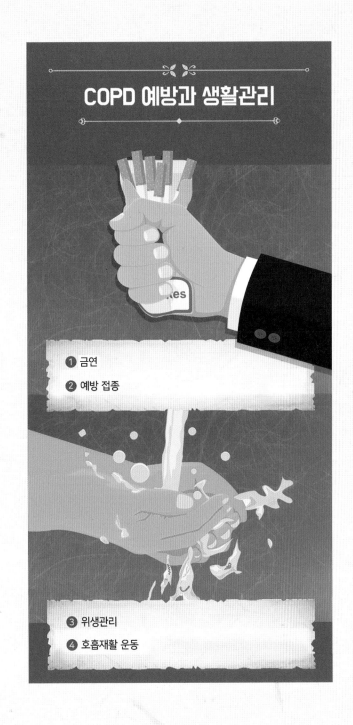

- 미세먼지 등 대기 상태가 좋지 않을 땐 외출을 피해야 합니다.
- 집에서 음식을 조리할 땐 항상 환기를 시켜야 합니다.
- 깨끗한 생활환경과 직업 환경을 만들어야 합니다.

* 호흡재활 운동

- 숨이 차서 활동량이 줄면 폐 기능은 점점 더 약해지는 악순환이 반복됩니다.
- 감당할 수 있을 정도의 빨리 걷기를 일주일에 최소 한 번 이상 해야 합니다.

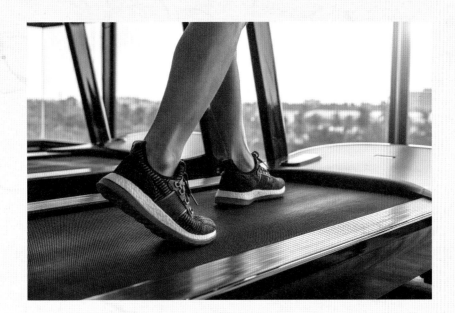

2. COPD 심장합병증

폐 질환이 있으면 심장 건강에도 영향을 줍니다. 많은 연구들에 따르면 만성 폐쇄성 폐질환 (COPD) 환자의 절반은 심장병 합병증이 발생합니다. 이런 이유로 폐 질환자들은 호흡곤란·기침뿐만 아니라 흉통도 느낍니다. 때문에 COPD 같은 폐 질환이 있으면 심장 건강도 함께 챙겨야 하는 것입니다.

이처럼 폐 질환과 함께 나타나는 심장 문제를 과거 '심장천식'으로 부르기도 했습니다. 현대에는 심근경색증·심장판막증·관상동맥경화증·대동맥폐쇄부전 등의 영향으로 발생하는 발작성 호흡곤란을 지칭합니다.

폐 질환에 따른 심장 문제 초기에는 운동할 때만 증상이 나타납니다. 하지만 밤에 잠을 자는 도중에도 발작적으로 증상이 발생하는 경우도 있어서 주의해야 합니다.

영동한의원 김남선 대표원장의 자문으로 COPD 등 폐 건강이 심장에 미치는 영향과 폐와 심장 기능을 함께 보강하는 한약 처방 '김씨 공심단'에 대해서 알아보겠습니다.

▶폐 COPD & 심장 질환 연결고리

만성 폐쇄성 폐질환(COPD) 환자는 폐 건강만 챙기면 될까요? 그럼 반쪽짜리 건강관리에 그칠 수 있습니다. 폐 질환이 있으면 심장혈관 질환도 함께 신경 써야 합니다. COPD 환자의 약 50%가 심장 합병증을 동반하기 때문입니다.

심장 질환 중 협심증이 심해지면 심근경색으로 악화하는 경우가 흔합니다. 협심증과 심근경색은 심장에 피를 공급하는 관상동맥이 좁아지거나 막히면 발생합니다. 혈액이 굳으면서 동맥이 완전히 막히면 심장 근육 일부가 괴사하고, 심장의 펌프 기능에 문제가 생겨서 가슴 통증을 부릅니다.

심근경색증 환자는 급성 심장발작 또는 불규칙적인 발작이 나타납니다. 발작은 환자마다 차이가 있지만 보통 앞가슴 부분과 가슴뼈 하부에 갑자기 찔리는 듯한 심한 통증을 부릅니다.

또 가슴이 꽉 죄어지는 듯한 느낌의 협심통을 호소하거나, 몇 번의 심장 박동 뒤에 심장 수축 운동이 멈추기도 합니다. 개인에 따라서 왼팔이나 등에서부터 어깨까지 통증이 퍼집니다. 어떤 환자는 통증·구역질·구토를 동반해서 급성소화불량·위통·복통 등으로 잘못 판단하는 경우도 있습니다.

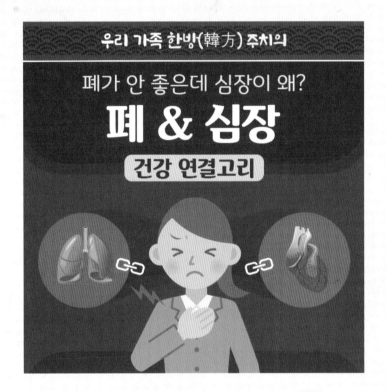

▶폐 질환에 따른 심장 문제 '효천^(哮喘)·효후^(哮吼)'

심장 기능이 급성으로 부전증을 일으키면 발작적으로 심한 호흡곤란이 생깁니다. 특히 왼쪽 심장이 급성으로 쇠약해졌을 때 나타날 수 있습니다. 또 심장 근육·판막 장애, 동맥경화, 고혈압이 있어도 발병할 수 있습니다. 연령별로는 중년 이후에 많이 발생합니다.

폐 질환에 따른 심장질환은 한방에서는 효천(哮喘)·효후(哮吼)에 속하는 병입니다. 효천은 가래 끓는 소리가 나며 숨이 차는 증상이고, 효후는 사나운 짐승이 으르렁 거리는 것처럼 숨소리가 그르렁 그르렁 하는 것을 뜻합니다. 효는 목에서 소리가 나는 것이고, 천은 호흡촉박입니다.

이와 관련 폐 질환자는 호흡곤란을 겪기 때문에 일어나 앉아서 등을 구부리고 호흡을 하는 경우가 많습니다. 이것을 기좌호흡(起坐呼吸)이라고 합니다. 앉아서 상반신을 앞으로 굽히지 않으면 호흡이 곤란한 상태입니다.

▶몇 분 이상 지속하는 호흡곤란 매우 위험

폐 질환에 따른 심장 문제 환자들의 증상은 갑자기 발생합니다. 주요 증상은 △호흡곤란 △허탈 증상 △폐울혈 등입니다. 폐울혈은 폐의 염증성 충혈입니다.

이 같은 증상은 과식·과음을 한 후나 한 밤 중에 나타날 수 있습니다. 증상 특징은 크게 △호흡형 증상 △호흡곤란 증상으로 나눕니다.

호흡형 증상은 가슴과 배를 같이 들먹거리는 흉복식의 혼합형이며, 숨을 들이쉬는 들숨이 잘 되지 않습니다. 호흡곤란 증상은 몇 분에서 몇 시간 지속되기도 하며, 매우 위험한 상태입니다. 또 허탈 상태가 나타나는 환자는 안면이 창백해지고, 식은땀을 흘리며, 맥박 상태가 약하고 빠릅니다.

폐울혈 증상을 보이면 처음에는 헛기침이 나옵니다. 동반되는 가래는 끈적한 점액성이지만 겨울에는 폐수종을 일으키기 때문에 가래가 물처럼 묽어져서 거품이 있고 분홍색을 띱니다. 또 얼굴·목·가슴 부위 정맥에도 울혈이 일어나 푸른 핏줄이 보입니다.

▶'김씨 공심단' 폐·심장 기능 함께 보강

COPD 등 폐 질환에 따른 심장 질환을 치료·관리하려면 영향을 미치는 원인 질환을 치료하는 것이 우선입니다. 한의학적 치료는 증상에 따라 중치함으로써 근본적인 치료를 진행합니다.

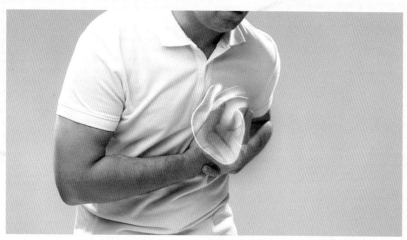

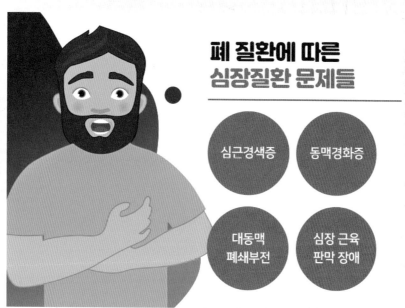

폐 질환에 따른
심장질환 문제들

심근경색증

동맥경화증

대동맥
폐쇄부전

심장 근육
판막 장애

특히 영동한의원 '김씨 공심단'은 폐와 심장 기능을 함께 보강하는 한약입니다. 김씨 공심단은 공진단에 심장 및 심혈관을 강화하는 한약재인 사향·침향·우황·산수유·당귀 등의 한약재를 더해 약효를 높였습니다.

폐가 약해지면서 깨진 오장육부의 균형을 맞춰주면서, 폐 면역력 회복을 간접적으로 지원하는 역할을 합니다. 아울러 강심·보심 효과가 우수한 사향은 호르몬 분비를 촉진해서 신진대사를 활성화합니다.

침향은 항암 효과가 있는 쿠쿠르비타신, 항산화물질인 베타-셀리넨, 신경안정 효과가 있는 델타-구아이엔, 항바이러스 효과가 있는 알파-불레젠 등의 물질을 함유하고 있습니다. 뇌출혈과 심근경색 예방·개선에 도움이 됩니다.

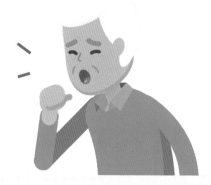

폐 질환에 따른
심장 문제 증상

- 호흡곤란
- 허탈 증상
- 폐울혈

3. 폐기종

담배·미세먼지에 따른 폐·호흡기 질환이 점차 늘고 있습니다. 만성폐쇄성폐질환(COPD)·기관지염·천식 등 귀에 익숙한 병 이외에 신경 써야 할 폐 질환이 하나 더 있습니다. 폐가 풍선처럼 팽창해서 호흡곤란을 일으키는 '폐기종'입니다. 폐기종도 흡연이나 대기오염의 영향으로 발생합니다. 폐기종의 주요 증상과 예방·관리법에 대해 알아보겠습니다.

▶폐의 산소 교환 장치 폐포

폐는 흡입한 공기 중의 산소와 몸 안을 돈 혈액의 이산화탄소를 교환해서 신선한 혈액을 유지시킵니다. 폐의 내부에는 기관지와 동맥·정맥이 있습니다. 특히 기관지의 끝 부분에는 폐포라는 작은 주머니가 많이 달려 있습니다. 이 폐포가 수축했다가 확장하면서 산소와 이산화탄소의 교환이 이뤄집니다.

※ 폐포의 특징
- 기간지의 끝 부분에 달려 있다.
- 포도송이 모양의 아주 작은 주머니들이다.
- 양쪽 폐에 약 3억 개씩 있다.
- 모든 폐포를 펼친 표면적은 한 사람 피부면적의 30~40배에 이른다.
- 폐포속은 고무풍선처럼 비어 있어서 공기만 들락거린다.
- 산소와 이산화탄소를 교환하는 역할을 한다.

▶폐포 손상돼 발생하는 폐기종

건강한 사람의 폐는 고무풍선처럼 늘어났다가 줄어들기를 반복하며 숨쉬기 운동을 합니다.

하지만 폐기종 환자는 무수한 폐포 사이의 벽들이 파괴돼 탄성을 잃고, 영구적으로 확장돼 있어서 폐가 제 기능을 못합니다. 즉 폐포가 망가져서 폐 속에 커다란 공기주머니가 생기는 것입니다.

폐기종은 폐포가 점차 손상되고 확장돼서 폐가 과도하게 팽창돼 있는 상태입니다. 폐포가 수축하

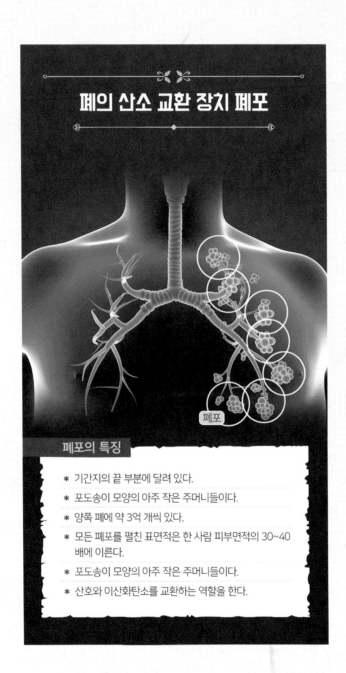

폐의 산소 교환 장치 폐포

폐포

폐포의 특징

* 기간지의 끝 부분에 달려 있다.
* 포도송이 모양의 아주 작은 주머니들이다.
* 양쪽 폐에 약 3억 개씩 있다.
* 모든 폐포를 펼친 표면적은 한 사람 피부면적의 30~40 배에 이른다.
* 포도송이 모양의 아주 작은 주머니들이다.
* 산호와 이산화탄소를 교환하는 역할을 한다.

지 않기 때문에 폐에 들어온 공기가 배출되지 않습니다. 이 때문에 폐포는 점점 커다란 주머니처럼 변해서 횡격막까지 누를 정도로 늘어집니다.

▶담배·대기오염 폐기종 원인

폐기종의 가장 큰 원인은 폐포에 악영향을 주는 흡연과 대기오염입니다. 20~30년 흡연한 50·60대에서 많이 발병하는 것으로 보고됩니다. 간접흡연도 영향을 줍니다. 또 직업적으로 유독가스나 대기오염에 많이 노출되는 건설·금속 관련 노동자, 광부들에게 많이 발생하는 것으로 보고됩니다. 최근 점차 심해지고 있는 미세먼지의 영향도 있습니다.

이외에 폐기종은 기관지염이나 천식이 만성화 되면 염증에 따른 분비물이 기관지 안에 쌓이면서 폐가 탄력을 잃어서 발생하기도 합니다.

폐기종에 영향을 주는 요인은 흡연 및 간접흡연, 대기오염, 미세먼지, 기관지염·천식 등 호흡기 질환입니다.

▶폐기종 주요 증상

폐기종이 있을 때 나타나는 주요 증상 3가지가 있습니다. 만성적인 기침·가래·호흡곤란입니다. 특히 호흡곤란은 폐기종 초기에는 운동을 할 때만 발생합니다. 하지만 질환이 진행하면서 운동을 하지 않는 평상시에도 겪게 됩니다. 이외에 숨 쉴 때 쌕쌕거리는 천명음, 흉부 압박감 같은 증상도 나타납니다.

폐기종이 진행하면서 호흡곤란이 심해지면 운동능력이 떨어집니다. 이 때문에 근력이 떨어지고 체중이 감소합니다. 이런 영향으로 사회적으로 고립돼 우울증 같은 정서적인 문제도 발생할 수 있습니다. 또 폐포의 기능이 낮아져서 산소가 혈액으로 충분히 공급되지 못하기 때문에 얼굴색과 입술이 창백해지는 청색증이 나타나기도 합니다.

※ 폐기종 주요 증상
- 만성적인 기침·가래
- 호흡곤란
- 숨 쉴 때 쌕쌕거리는 천명음

담배·대기오염 폐기종 원인

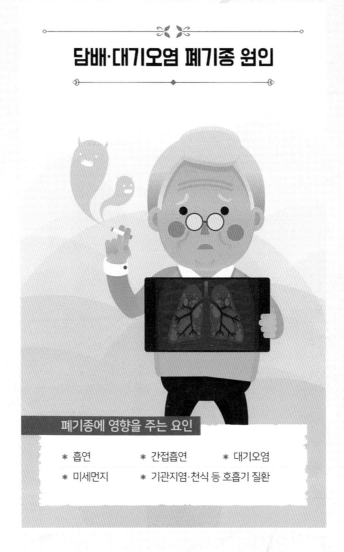

폐기종에 영향을 주는 요인

* 흡연   * 간접흡연   * 대기오염
* 미세먼지   * 기관지염·천식 등 호흡기 질환

- 흉부 압박감
- 근력과 체중 감소
- 얼굴색과 입술이 창백해지는 청색증

▶폐기종 예방과 관리

폐기종이 한 번 발생하면 예전처럼 건강한 폐로 되돌리기 힘듭니다. 병의 진행 속도를 늦추고, 폐 기능이 악화되는 것을 막아서 삶의 질을 높이는 것이 최선입니다. 때문에 폐기종의 위험 요소를 제거해서 예방하는 것이 중요합니다. 가장 강력한 위험 인자인 담배를 끊어야 합니다. 금연은 폐질환의 예방과 진행을 감소시키는 가장 효과적인 방법입니다. 간접흡연도 피해야 합니다.

먼지·유해물질 등 호흡기를 자극하는 요소와 접촉을 줄여야합니다. 공기 중 유해물질이 많은 곳에서 작업하는 사람은 항상 마스크를 착용해야 합니다. 일반인들도 미세먼지가 많은 날에는 마스크 착용을 생활화하는 것이 바람직합니다.

특히 폐기종 환자는 감기·독감 같은 호흡기 질환이 발병하면 병의 진행이 빨라질 수 있습니다. 매년 가을이면 인플루엔자(독감) 예방접종을 받아야 합니다. 가벼운 운동을 꾸준히 지속하면 폐 건강이 더 악화되지 않게 유지할 수 있습니다.

※ 폐기종 예방·관리에 도움이 되는 방법

- 무조건 금연한다.
- 간접흡연도 피한다.
- 미세먼지가 있거나 공기가 탁한 곳에서 작업을 할 땐 마스크를 착용한다.
- 매년 가을에는 인플루엔자(독감) 예방접종을 받는다.
- 감기 등 호흡기 질환을 막기 위해 손 씻기 등 위생에 신경쓴다.
- 유산소 운동으로 폐 기능을 강화한다.
- 하루에 약 30분 걷기 운동을 주 3회 정도 한다.

폐기종 예방과 관리

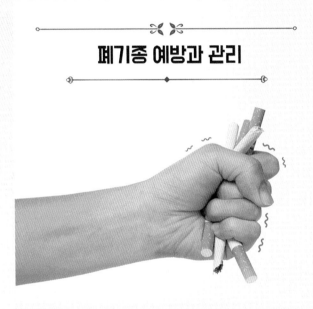

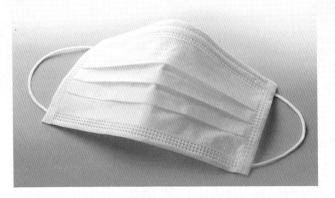

4. 폐섬유화증

폐는 몸속에 있습니다. 하지만 호흡기관인 코·입·기관지와 연결돼 있어서 외부에 노출된 것과 비슷합니다. 담배 연기, 오염된 공기, 바이러스 등 공기 중 유해물질이 폐로 들어올 수 있습니다. 이 같은 유해물질의 자극이 지속되면 폐 건강에 빨간불이 켜집니다. 그 중 하나가 폐가 점차 딱딱하게 굳는 '폐섬유화증'입니다.

증상이 심해지면 폐 기능이 뚝 떨어지고, 합병증이 생겨서 사망에 이를 수도 있습니다. 폐섬유화증이 발생하는 원인과 주요 증상을 소개합니다.

▶호흡장애 일으키는 폐섬유화증

폐섬유화증은 폐 조직이 점차 굳어서 심각한 호흡장애를 일으키는 질환입니다. 여러 가지 요인이 폐에 염증을 일으키고, 이 염증이 치료되는 과정에서 폐의 섬유세포가 증식해서 서서히 딱딱해지는 섬유화 현상이 반복되는 것으로 추정합니다.

폐는 우리 몸의 산소와 이산화탄소 교환 장치입니다. 하지만 폐의 섬유화가 진행되면 폐 벽이 두꺼워져서 혈액에 공급되는 산소량이 줄어듭니다. 이 때문에 환자는 점차 숨쉬기가 힘들어집니다.

폐섬유화증은 만성적으로 진행되는 간질성 폐질환 중 하나입니다. 간질성 폐질환이란 폐의 간질을 침범하는 비종양성·비감염성 질환을 총칭합니다.

폐의 간질은 폐에서 산소 교환이 일어나는 허파꽈리(폐포)의 벽을 구성하는 조직을 말합니다.

▶손상된 폐 조직 다시 회복되지 않아

폐섬유화증은 간질성 폐질환(ILD) 중 원인이 불명확한 특발성 간질성 폐질환(IIP)의 3분의 2를 차지합니다. 또 이 중에서도 특발성 폐섬유화증(IPF)은 진단 후 5년 생존율이 약 40%, 10년 생존율은 15%도 안 되는 심각한 질환입니다.

폐섬유화증의 병의 경과가 좋지 않은 것은 아직 완치하는 치료법이 없기 때문입니다. 또 폐섬유화증이 진행된 폐 조직은 다시 건강하게 회복이 불가능합니다.

일단 섬유화가 시작되면 그 범위가 조금씩 넓어져서 폐의 기능이 점차 약해집니다. 병의 진행 속도

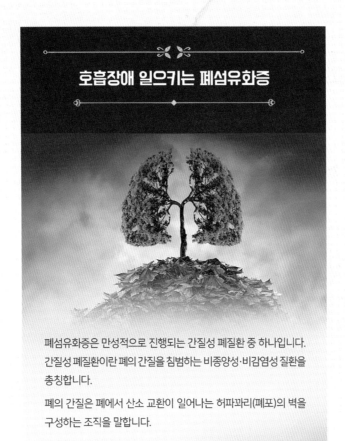

호흡장애 일으키는 폐섬유화증

폐섬유화증은 만성적으로 진행되는 간질성 폐질환 중 하나입니다. 간질성 폐질환이란 폐의 간질을 침범하는 비종양성·비감염성 질환을 총칭합니다.

폐의 간질은 폐에서 산소 교환이 일어나는 허파꽈리(폐포)의 벽을 구성하는 조직을 말합니다.

는 환자마다 차이가 있습니다.

※ 폐섬유화증 주요 증상

- 서서히 진행되는 호흡곤란
- 만성 기침
- 저산소증으로 입술 주변이 파랗게 변하는 청색증
- 만성적인 저산소증으로 손가락 끝이 곤봉처럼 뭉툭해지는 곤봉지

※ 폐섬유화증 진단 받은 후 생존 기간

- 5년 : 약 40%
- 10년 : 약 15%

▶가족력 있는데 흡연자면 위험

폐섬유화증의 원인은 아직 명확하게 밝혀지지 않았습니다. 현재까지 알려진 내용으로는 가족력 등 유전적인 요인이 있는 사람이 특정한 자극에 계속 노출될 때 발생한다는 것입니다.

폐섬유화증에 영향을 주는 자극 요인은 △담배 △오염된 공기 △바이러스 등입니다. 이 중에서도 장기간의 흡연은 폐섬유화증에 단초를 제공할 수 있습니다.

※ 폐섬유화증 위험 요인

- 가족력
- 담배
- 오염된 공기
- 바이러스
- 50세 이상

▶합병증으로 이어져 사망 위험↑

폐섬유화증의 문제는 폐가 점차 딱딱해져서 호흡이 힘들어지는 데 그치지 않습니다. 여러 가지 합

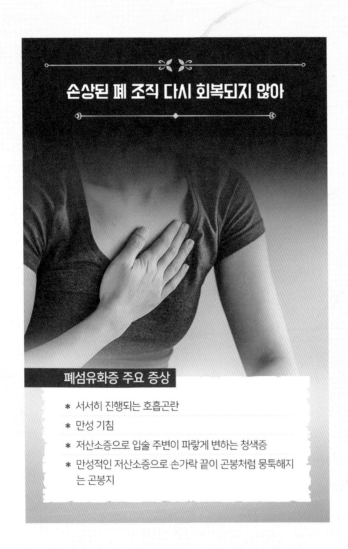

손상된 폐 조직 다시 회복되지 않아

폐섬유화증 주요 증상

* 서서히 진행되는 호흡곤란
* 만성 기침
* 저산소증으로 입술 주변이 파랗게 변하는 청색증
* 만성적인 저산소증으로 손가락 끝이 곤봉처럼 뭉툭해지는 곤봉지

병증으로 이어져서 사망 위험이 높아집니다.

폐섬유화증이 있으면 서서히 호흡곤란이 생깁니다. 병이 점차 악화하면 신체 산소공급이 부족해져서 저산소증이나 심근경색증 같은 심장질환으로 사망합니다. 폐렴, 폐색전증 등도 사망에 영향을 줍니다.

폐섬유화증 환자의 호흡곤란 사망률은 약 40%, 심장질환 사망률은 약 30%입니다. 이런 악순환은 폐 기능이 떨어지며 도미노처럼 발생합니다.

※ 폐섬유화증에 따른 합병증

- 호흡곤란
- 저산소증
- 심근경색증 등 심장질환
- 폐렴, 폐색전증, 폐암

※ 폐섬유화증 환자의 주요 사망 원인과 사망률

- 호흡곤란 : 40%
- 심장질환 : 30%

▶폐섬유화증 예방과 관리

폐섬유화증이 한 번 시작되면 불이 난 후 화재를 진압한 것과 비슷합니다. 불은 꺼졌어도 이미 불에 탄 물건은 다시 자동으로 복구되지 않습니다.

일단 폐섬유화증이 시작돼 폐가 손상되면 다시 건강한 상태로 되돌릴 수 없습니다. 의학적으로 병이 더 이상 악화되지 않거나, 천천히 진행되게 하는 것이 최선입니다. 폐섬유화증은 완치제도 없기 때문에 예방과 조기 발견이 가장 좋은 치료제입니다.

※ 폐섬유화증 예방에 도움이 되는 방법

- 절대 금연
- 대기오염이 심하거나 유해물질 많은 곳에서 작업할 때 마스크 착용
- 실내 공기 환기

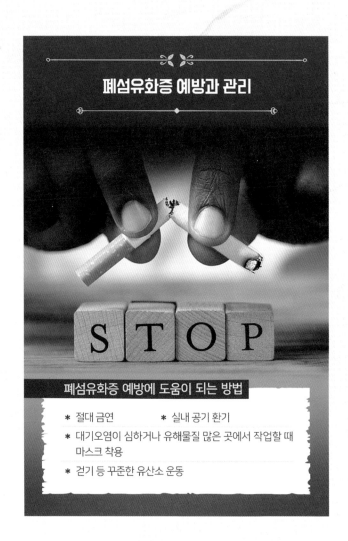

폐섬유화증 예방과 관리

폐섬유화증 예방에 도움이 되는 방법

* 절대 금연   * 실내 공기 환기
* 대기오염이 심하거나 유해물질 많은 곳에서 작업할 때 마스크 착용
* 걷기 등 꾸준한 유산소 운동

– 걷기 등 꾸준한 유산소 운동

▶폐섬유화증 진행 억제에 도움 되는 약재

한의학에선 폐섬유화증을 단기(短氣)·해수(咳嗽)·천증(喘症) 등의 범주에 속하는 병증으로 봅니다. 정허사실(正虛邪實), 즉 기가 허약한 상태에서 외사(外邪·외부의 안 좋은 기운)가 폐 속으로 침투해 폐기(肺氣)를 손상시킨다는 것입니다.

때문에 이 병에 대한 한의학적 처방은 바른 것을 부양하고 나쁜 기운을 몰아내는 '부정거사(扶正去邪)'에 따릅니다. 염증 반응을 개선시켜 폐의 섬유화 현상을 억제하는 효과가 있는 것으로 확인된 한약재를 사용합니다.

『동의보감』 등에 언급된 대표적인 약재는 오미자·전호(前胡)·반하(半夏)·길경(桔梗) 등입니다.

* 오미자 : 진액을 생성하는데 도움을 주어 폐를 윤택하게 한다.
* 전호 : 미나리과에 딸린 여러해살이 풀인 생치나물의 약명이다. 『동의보감』에 모든 기병을 치료한다고 기록돼 있다.
* 반하 : 천남성과의 여러해살이풀로 '끼무릇'이라고도 한다. 기침을 억제하고 가래를 삭인다.
* 길경 : 도라지의 약명이다. 염증성 고름을 배출하는 배농작용을 한다.

폐섬유화증 진행 억제에 도움 되는 약재

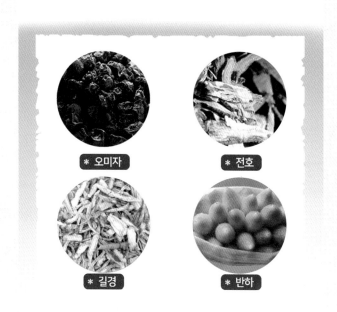

* 오미자
* 전호
* 길경
* 반하

5. 기관지천식

겨울이면 추위 때문에 모든 신체가 경직됩니다. 얼음처럼 차가운 공기가 폐까지 이동하는 통로인 기관지도 낮은 기온 탓에 많이 위축됩니다. 특히 기관지가 좁아지는 천식이 있는 사람은 겨울철 호흡이 힘들어져서 삶의 질이 떨어집니다.

겨울철 기온이 1도 내려가면 천식 환자의 고통이 약 15% 높아진다는 연구결과가 있습니다. 기관지 천식 환자가 호흡곤란이 발생하면 위험한 상황에 직면할 수도 있습니다. 기관지 천식이 악화될 때 나타는 증상과 겨울철 생활관리법을 소개합니다. 공기가 드나드는 길인 기도는 크게 상기도와 하기도로 나뉩니다.

– 상기도 : 비강(코), 구강(입), 인두(목)

– 하기도 : 기관, 기관지, 세기관지

코와 입으로 들이마신 공기는 목을 지나서 폐로 들어갑니다. 폐로 들어가기 전에 거치는 곳이 하기도인 '기관·기관지·세기관지'입니다. 목에서 폐로 통하는 엄지손가락 정도 굵기의 관이 '기관', 기관이 좌우 2개로 갈라진 것이 '기관지', 기관지가 폐 속에 들어가서 나뭇가지 모양으로 뻗어 있는 것이 '세기관지'입니다.

▶기침·호흡곤란 발생하는 '기관지 천식'

기관지 천식은 하기도 중에서 기관지가 외부 자극에 과민하게 반응해서 연속적으로 기침을 하는 만성호흡기 질환입니다. 기관지가 수축해서 좁아지고, 염증도 생겨 기침과 호흡곤란을 겪습니다.

기관지 천식을 관리하지 않아서 악화되면 기도가 좁아진 채로 굳어서 건강한 상태로 되돌리기 힘듭니다. 이 때문에 폐 기능도 덩달아서 약해져서 폐 질환으로도 이어질 수 있습니다.

※ 기관지 천식 주요 증상

- 기침 : 발작적으로 발생하고, 밤이나 새벽에 더 심해
- 가래 : 기관지 염증 때문에 기침 할 때 가래 발생
- 호흡곤란 : 숨 쉬기 어렵고, 내쉴 때 더 힘들어
- 천명 : 숨을 쉴 때 "쌕쌕" 거리는 소리 발생

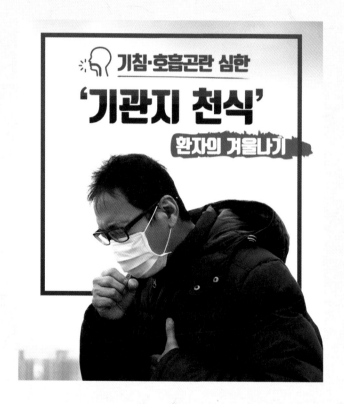

- 흉부압박 : 가슴을 조이는 듯한 답답한 느낌

기관지 천식은 대부분 여러 가지 환경적인 요인의 영향을 받아서 발생합니다. 이 같은 요인을 통틀어서 알레르겐(Allergen)이라고 합니다. 유전적으로 알레르겐에 민감하게 반응하면 기관지 천식이 더 잘 발생하고 증상이 심할 수 있습니다.

※ 기관지 천식에 영향 주는 다양한 알레르겐과 악화요인

알레르겐은 기침·호흡곤란 등 기관지 천식 환자의 알레르기 반응을 일으키는 물질입니다. 알레르겐 노출과 기관지 천식 발생은 비례하기 때문에 접촉을 줄여야 합니다. 그 물질은 집먼지, 진드기, 곰팡이, 애완동물의 털·비듬, 꽃가루, 바퀴벌레 등입니다.

기관지 천식 악화 요인은 차가운 공기 등 기후변화와 감기, 담배 연기, 미세먼지·매연·황사 등 오염된 실내·외 공기, 가공 식품에 사용하는 아황산염 방부제와 인공감미료·식용색소, 페인트·향수·스프레이 등 자극적인 화학 냄새, 스트레스, 운동 등 신체적 활동입니다.

아울러 부모의 기관지 천식이 자녀에게 유전되는 비율은 부모 모두 천식이 없을 때 3% 미만이며 한쪽 부모만 천식일 때가 약 30%, 부모가 모두 기관지 천식일 때 약 70%입니다.

▶기관지 천식 환자의 겨울나기

기관지 천식을 치료하는 방법은 크게 3가지가 있습니다.
- 증상을 신속하게 완화시키고 염증을 억제하는 '약물요법'
- 천식의 원인 알레르겐을 찾고 노출을 최소화하는 '회피요법'
- 원인 물질을 소량씩 주사해 알레르기 체질을 개선하는 '면역요법'

하지만 기관지 천식이 이미 악화됐으면 완치하기 힘듭니다. 때문에 천식 의심 증상이 있을 때 초기에 발견하고, 증상이 악화되지 않게 생활환경을 개선하는 것이 중요합니다. 특히 갑자기 숨이 너무 차서 말하기도 힘든 호흡곤란이 발생하는 천식발작이 나타나면 바로 병원에 가야 합니다.

※ 기관지 천식 자가 진단법 (증상이 1개라도 있으면 천식 의심)
- 기침과 "쌕쌕" 거리는 숨소리(천명)가 자주 발생하고, 쉽게 사라지지 않는다.

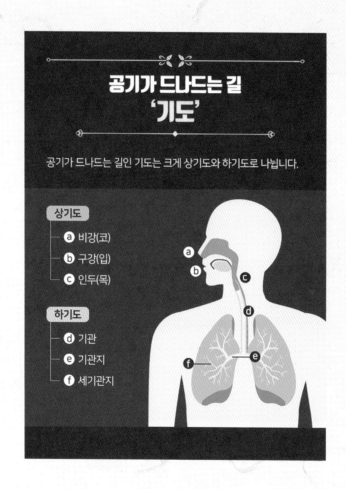

공기가 드나드는 길 '기도'

공기가 드나드는 길인 기도는 크게 상기도와 하기도로 나뉩니다.

상기도
- ⓐ 비강(코)
- ⓑ 구강(입)
- ⓒ 인두(목)

하기도
- ⓓ 기관
- ⓔ 기관지
- ⓕ 세기관지

- 바람이 불거나 추운 날 가슴이 답답하고, 기침과 "쌕쌕" 거리는 숨소리가 난다.
- 운동하는 동안 또는 끝나고 난 직후에 숨이 차고, "쌕쌕" 거리는 소리가 난다.
- 담배연기·매연 등 자극적인 연기를 흡입했을 때 가슴이 답답하거나 숨이 차고, 기침이 심하게 난 적이 있다.
- 감기에 걸린 후 4주 이상 기침이 지속됐다.
- 감기약·혈압약을 복용하고 숨이 가빠져서 힘들었던 경험이 있다.
- 밤에 잠을 자다가 숨이 차거나 심한 기침 때문에 깬 적이 있다.
- 매년 봄·가을처럼 일정 기간에 재채기·콧물·코막힘 등 알레르기 비염 증상이 지속되고 숨이 차다.

※ 천식 환자의 겨울철 생활관리

- 기관지 천식을 일으키는 알레르겐과 악화요인을 피한다.
- 외출할 땐 마스크·목도리를 착용해서 찬 공기에 기도가 갑자기 수축하지 않게 한다.
- 가습기를 사용할 땐 곰팡이가 발생하지 않게 습도를 약 50%로 유지한다.
- 난방 기구를 사용할 땐 1~2시간에 한 번씩 환기를 시킨다.
- 실내·외 온도가 많이 차이 나지 않게 적정 실내 온도를 유지한다.
- 미세먼지·황사 주의보가 있는 날엔 외출을 피하고, 마스크를 꼭 착용한다.
- 독감 예방을 위해 인플루엔자 예방 백신을 접종 한다.
- 감기 등 호흡기 감염 예방을 위해 개인위생을 잘 챙긴다.
- 흡연자는 담배를 끊고, 간접흡연도 피한다.
- 감기 등 호흡기 질환에 걸렸을 땐 운동을 피한다.
- 운동이 필요할 땐 10분 이상 충분히 스트레칭을 해서 호흡기에 미치는 부담을 줄인다.
- 침대 매트리스, 쿠션, 베개, 카펫 등 집먼지 진드기가 잘 서식하는 곳을 청결하게 관리한다.
- 가공 식품 보존제인 아황산염이 많이 든 말린 과일, 포도주, 과일 농축액, 맥주, 감자 칩, 말린 새우 등의 섭취를 피한다.

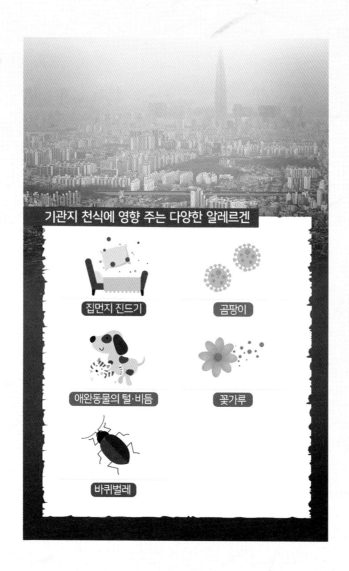

기관지 천식에 영향 주는 다양한 알레르겐

집먼지 진드기

곰팡이

애완동물의 털·비듬

꽃가루

바퀴벌레

6. 성인 천식 한방 치료

1) 알레르기형

이 유형은 소아기에 천식이 발병하고, 그대로 어른까지 이월한 것이나, 한 번은 아웃글로(자연 치유)했다고 생각되었던 것이 잠복기를 거쳐 재발한 것에 많이 보인다. 일반적으로 IgE 값이 높고 알레르기의 가족력, 기타 알레르기 질환 합병 예가 많다.

증상은 재채기, 콧물, 습성 기침을 수반하여 천명, 호흡 곤란 발작이 나타난다. 적응하는 방제는 소청룡탕으로, 발작기, 비발작기(만성기)에 함께 사용한다. 소청룡탕의 증거는 「폐한 가래」라고도 불리며, 추위로 허실중간증, 재채기, 콧물을 수반하는 예를 기준으로 처방한다. 마황제이지만, 만성기에도 계속해서 사용해도 좋은 방제이다.

2) 기침형

기침 발작이 증상의 주 징후가 되고, 그에 따라 호흡 곤란, 천명 발작을 유발해 오는 타입이다. 감기가 오래되어 기관지염의 증상에서 천식 발작이 되기 때문에 기침의 초기 치료가 중요하다.

더위로 땀을 흘리면 마행감석탕이 적응하고 만성이 되면 마행감석탕과 소시호탕를 병용한다. 차가운 허증이나 고령자에게는 마황부자세신탕 등이 좋은 경우도 있다. 또한 장기 투여 시 식욕이 저하될 때는 시박탕으로의 변방을 고려한다.

3) 심인성 유형

발작은 호흡 곤란으로 시작되어 정신적 스트레스와 불안 등의 심리적 인자로 악화되는 타입으로, 원래 성격적으로 신경증적 소인을 가진 경우에 많다. 발작기에는 마황제이지만 기제가 들어간 신비탕을 이용하며 식욕이 저하될 때는 반하후박탕을 적용한다. 만성기에는 시박탕을 장기간 투여한다.

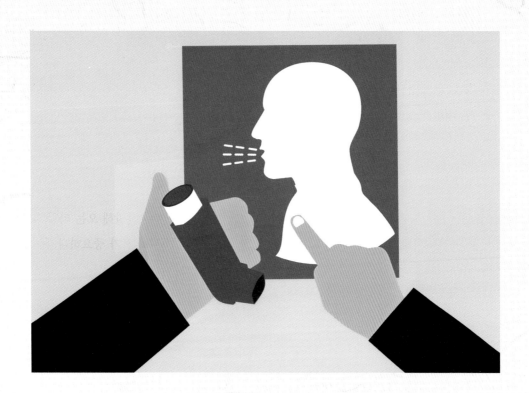

4) 허약 체질형

원래 체력이 없고 감기 등에 걸리기 쉬운 허약체질이나 노화에 의해 체력 저하가 온 경우에는 상기 마황제나 시호제에서는 식욕저하, 동계, 불면 등의 부작용이 나기 쉽다. 이러한 허증의 천식에는 비장의 기능(소화기능)을 높이는 목적으로 보중익기탕, 육군자탕 등의 보제를 적용하여 우선 전체적인 체력을 회복하고 감염방지력 등의 면역력의 회복을 측정하는 것을 목적으로 한다. 소아에서 체질이 허약하고 때로 복통 등을 호소하는 경우에는 소건중탕이 유용하다.

5) 신장결핍형

노년 천식 환자에서 발허리에 추위와 통증이 있으며 야간에는 빈번하게 배뇨가 있는 것은 신허증의 증상이다. 한방에서는 신장은 단순히 신장만을 가리키는 것이 아니라 널리 비뇨생식기, 내분비, 수분대사, 골대사까지 포함한 기능을 담당하는 것으로 생각된다. 따라서 보신제인 팔미지황환이 적용되지만, 팔미환에서 위장 장애가 발생하면 육미환을 사용한다.

[사례 1] 기침, 묽은 가래, 천명음, 설사 - 소청룡탕

* 환자 M.Y. 47세, 여성.
* 기침, 수양 가래, 천식 발작.
* 기왕력 6세 때 소아 천식.
* 가족력 모방의 삼촌(천식), 딸(코알레르기).
* 현병력 어려서부터 감기가 걸리면 천식 발작이 일어났다. 30세가 지났을 무렵부터 감기에 걸린 후 꽤 강한 천식 발작이 생기게 되었다. 집 주위 병원에서 치료를 받았지만, 개선되지 않기 때문에 지인의 소개로 내원.
* 현증 신장 153cm, 체중 42kg.
* WBC 6800/mm^2(호산구 12%, 호중구 52%, 림프구 32%, 단구 1%), IgE 480/IU, 폐 기능:FVC 2180ml, %FVC 82. FEV1 1510ml, %FEV1 69.3, PERR 4.3L/s. 스크래치 피부 테스트: 하우스 먼지 12× 12/19X20, 진드기 IDX10/20x20. RAST: II12. 8, D13.0, D23.30
* 한방 소견 턱색 : 약간 창백, 혀증 : 담홍색, 약간 붓기, 맥증 : 부수, 복증 : 복력 약, 진수 소리 [+], 복벽 긴장 [+].

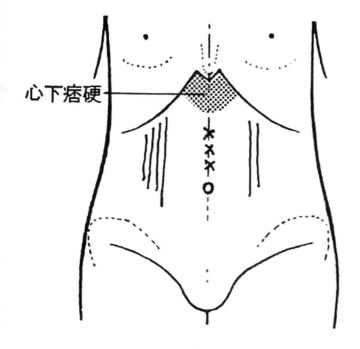

心下痞硬

* 진단 기관지 천식(아토피형), 코 알레르기.
* 한방 진단 한허증, 폐의 수독.

치료

초진시부터 며칠간 스테로이드(삭시존 200mg)의 점적을 실시한 후, 테오롱 400mg과 살탄올의 정기 흡입으로 모습을 보고 있었지만 재채기, 콧물, 기침이 잡히지 않기 때문에, 제10병일부터 소청룡탕 9.0g(분 3)의 병용을 개시했다. 복용 후 다음날부터 먼저 코증상이 개선되어 기침도 사라지고 가래도 거의 나오지 않았다. 2주일 후에는 천식 증상도 침착했기 때문에 퇴원이 되었다. 그 후는 소청룡탕과 테오필린 소청룡탕을 병용하고, 때로는 살탄올의 흡입으로 잘 컨트롤되고 있다.

고안

소청룡탕은 한방의 고전인 '상한론'과 '금궤요략'에 이미 그 이름의 기재가 있으며, 이른바 마황제의 대표적 방제이다. 소청룡탕의 임상적응과 약효에 대해서는 이미 중국 및 일본에서의 긴 경험 속에서 상세한 변증 논치가 이루어져 일정한 사용일표와 평가가 주어지고 있다. 즉, 「상한론」의 태양병 중편에는, 「상한, 표해 심하수기, 건조함, 발열하여 효과, 혹은 갈증, 혹은 싸움, 혹은 소변리, 소복만 또는 헐떡이는 사람은 소청룡탕을 주한다」는 기재가 있다. 그 외 '금궤요략'의 가래 효과도에도 8변증 논치가 있어 일본에서는 유모토 구진의 '황한의학'을 비롯하여 많은 문헌에 그 사용상 해설이 기재되어 있다.

일본의 전통 의학에서는 소청룡탕의 사용 목표로서 체력은 허실 중간증(중등도)으로 복직근의 긴장과 상복부에 경도의 진수 소리가 인정되어 오한, 발열, 두통을 동반하는 경우에 적합하다고 여겨지고, 또한 수양성으로 거품모양의 가래나 콧물, 재채기, 코막힘, 눈물도 그 사용목표로 되어 있다. 중의학에서는 오한이나 두통은 표한증이라는 변증적 입장에 있으며, 수양 가래와 천명은 한 가래, 가래음으로 표현되며, 치료는 소청룡탕의 성분이기도 한 신온해표약의 마황과 계지, 또한 온폐화담의 작용한 마황, 오미자, 반하에서 대응한다고 한다.

소청룡탕은 잘 알려진 바와 같이 8 종류의 생약, 즉 반하, 감초, 계피, 오미자, 세신, 작약, 마황, 건강으로 구성되어 있지만 최근에는 현대 의학적 수법에 따라 각 구성 생약 성분 및 방제로서의 약리 작용이 차례로 해명되고 있다. 종래, 소청룡탕의 임상적 효능을 뒷받침하는 주된 약리 작용으로서는, 우선, 항히스타민 작용은, 우메사토 등에 의해 보고되어 히스타민으로 수축시킨 인간 및 모르모트 적출 기관지 평활근이, 본방 용액에 침지함으로써 이완함으로써 확인하고 있다. 생약 성분으로서

동의보감 신형장부도

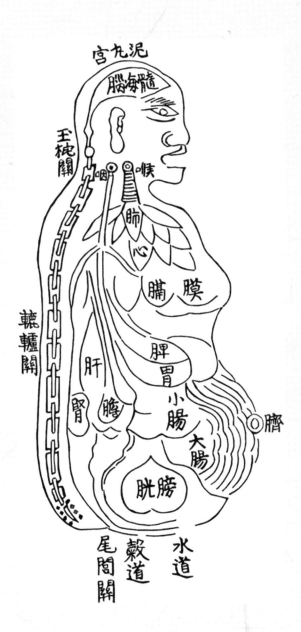

는 원래 마황, 오미자, 건강에 항히스타민 작용이 있는 것이 인정되고 있다.

다음으로 혈관 투과성 억제 작용에 대해서는, 타케우치 등이 모르모트에 의한 실험으로, 히스타민, 세로토닌, 아세틸콜린에 의한 모세혈관 투과성의 항진을 각각 억제하는 것을 보고하고 있다. 또한, 마스트 세포로부터의 탈과립의 억제 작용에 관해서는, 마찬가지로 다케우치 등이, 미리 본방을 첨가한 모르모트의 복강 마스트 세포에 있어서, Compound 48/80에 의한 탈과립 및 히스타민의 유리가 억제되어, 더하여 기니피그의 항체 감작 호염기구는 항원 첨가에 의한 탈과립 및 히스타민의 유리가 억제되었다고 보고했다.

●원포인트 어드바이스

본방은 마황이 주제이지만, 4~8주라는 장기 투여를 실시해도 부작용은 적고, 원래는 태양병기의 약방으로 분류되는데도, 소양병기, 양명병 병기 또는 태음 병기에 걸친 넓은 병기에도 적응이 있다고 추측된다. 주의해야 할 점은 이 약이 마황제이기 때문에 일반적으로 60세 이상의 노인에 대한 적응을 신중하게 해야 하며 특히 고혈압, 심장 질환, 전립선 비대증, 당뇨병 등에의 합병증을 가지는 증례에의 투여는, 종래의 경험으로부터 부적응으로 되어 있기 때문에, 그 경우는, 예를 들면, 마황을 포함하지 않는 영감강미신하인탕 등에의 변방을 실시하는 것이 적당할 것이다.

[사례 2] 기관지 확장증 (부비강 기관지 증후군)

* 환자 M. I., 60세, 남성.
* 주소 기침과 가래가 많다.
* 기왕력 17세 때 축농증, 59세 때 이명.
* 흡연력 없음.
* 가족력 특기할 일 없음.
* 현병력 50세(쇼와 60년) 무렵부터 기침과 가래가 눈에 띄게 되었다. 근처 병원에서 기관지염으로 진단되었고 이후에도 여러 의사를 전전했지만 일향으로 좋아지는 일은 없다. 기침은 점차 연중 성이 되고, 특히 겨울에는 악화 경향이 있다. 헤세이 6년 12월에는 현지의 공립 병원에서, 흉부 X-P와 CT를 취해, 꽤 심한 것으로 알려져, 입원 치료를 받았다. 그러나 그 후에도 증상은 지속되고, 가래는 하루 30㎖, 담황색으로 끊어짐이 나쁘다. 천명이나 평정시의 호흡 곤란은 없지만, 조금이라도 움직이면 호흡 곤란이 심하다. 최근에는 현지 약국에서 회춘선이라는 한방의 매약을 사 복용하고 있지만 그다지 변화가 없다. 기침과 가래 외에 콧물과 콧물이 있으며 후비루가 많아 가

〔臍傍圧痛点〕

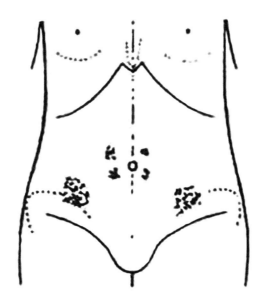

桃核承気湯
桂枝茯苓丸
当帰芍薬散

래와 함께 나올 수 있다.

* 현증 신장 161cm, 체중 43kg.
* 흉부 X-P : 전체 폐 부분에 망상 선상 그림자 분포, 일부는 융합 상, 단 입상 그림자는 없다. 오른쪽 중하 폐장에 tram line (+), 기관지 확장상이 인정된다. 청진 : 호기, 흡기 상 모두 중수 거품 소리를 청취. 가래 : 황백색, 약간 점조 (PM), 백혈구 수 : 9,200 (호중구 관다), 혈침 :113mm (1 시간 값), CRP : +6, 폐 기능 : FVC 1.260m1, %FVC 37.2, FEV1 1.200ml, %FEV1 95.2, 혈액 가스: pH7.441, PaO2 69.3torr, PaCO2 44.3torr.
* 한방 소견 체력 : 약간 하락, 안색 : 약간 적미 있음, 허증 : 홍, 황태, 맥증 : 활삭, 복증 : 양계 늑골 하부에 가슴 겨드랑이 (+).
* 진단 기관지 확장증 (부비동 기관지 증후군).
* 한방 진단 허열, 기단.

치료

본 증례는, 지난 몇 년, 여러 의사를 전전으로, 치료도 세레스타민(스테로이드 합제)과 뉴키노론과 같은 상당히 강력한 항균제가 투여되어 상당히 난치화된 사례로 보였다. 그래서 부비동에서 후비루를 우선 한방 치료의 목표로 하여, 갈근탕가천궁신이를 투여하고, 신약은 테오필린서방제(테오돌 400mg), B2 자극제(메프틴 미니 2정)와, 스테로이드(메드로푸에라리아 로바타 수프와 ChuanxiongXinyiLe 2 mg 2 정제 2)와 클라리트로마이신 (클라리시드 200mg2 정제 2)의 병용을 개시했다.

2주 후 방문하면 기침과 가래는 절반 정도로 줄었지만 여전히 후비루가 많아 입이 건조라고 한다. 거기서 신이청폐탕을 더해, 그 외는 동처방에서 효과를 보기로 했다. 2월 하순의 재진시에는 기침과 가래가 더욱 줄어들고, 특히 후비루가 줄어들어 기분도 좋아진다.

3월에 내원했을 때에는 호흡은 편해졌지만, 아직 기침과 가래가 많아, 역시 끊기 어렵다고 호소하고 있었다. 그래서 4월부터는 인산코데인 시럽 10m1. 오랜 기간 동안 보험 문제도 에리스로마이신 400mg로 변경 계속했다. 6월부터 8월에 걸쳐서는 기침도 가래도 그다지 변하지 않았지만, 약은 멈추자마자 나빠지기 때문에 그대로 계속하고 있었다.

그 후는 월마다 가래의 양이 줄어 헤세이 8년이 되고 나서는, 그만큼 많았던 가래도 10ml 이하로 줄어, 후비루도 거의 소실했다.

일본학회 강사로 초청돼 발표하는 김남선 원장 (오른쪽 두 번째)

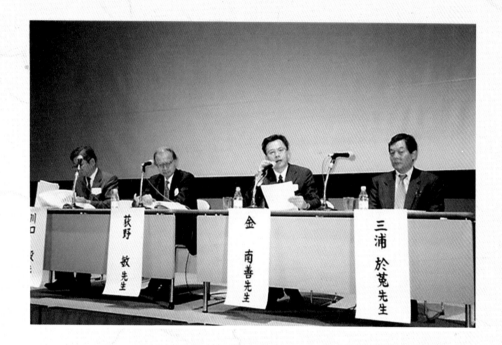

고안

만성기도질환으로 부비강염을 동반하는 것을 부비강 기관지 증후군이라고 부른다. 내용적으로는 부비강염을 동반한 만성 기관지염과 기관지 확장증. 또한, 확산성 범세기관지염을 더하여, 이들 질환군에 공통되는 부비강염의 합병을 특징으로 하는 질환군으로서 취급하고 있다.

한방에서는, 이들 질환군에 공통되는 부비강염에 대해서, 실증으로부터 허증으로 분류하고, 갈근탕가천궁신이를 비롯하여, 표 1과 같은 방제군의 적용이 생각되고 있다.

주질환인 기관지확장증 쪽은 만성 기관지염의 적응처방에 거의 준하는 처방을 적용할 수 있지만, 옛 경험에서 보면 본 증례에서 최종적으로 사용한 滋陰至宝湯이 가장 유명하다.

[사례 3] 경증 예

* 환자 M. S., 72세, 남성.
* 주소 체동시 호흡 곤란 ^(노작성 호흡곤란)
* 기왕력 22세 때 폐 침윤, 담배: 120개×50년^(2년 전 중지).
* 가족력 특기할 일 없음.
* 현병력 약 10년 전부터 언덕을 오르거나 짐을 안고 있을 때 숨이 막히고 동계를 느끼게 되었다. 의사에게 진찰을 받고 흉부 X-P 그 외에서 폐기종과 심장병의 의심으로 투약을 받았다. 그러나, 복약에 의해 식욕이 저하되었기 때문에 복용을 중단하고, 한약에 의한 치료를 희망해 진찰했다.
* 현증 신장 150cm, 체중 46kg.
* 흉부 X-P : 과팽창 소견 ^(투과성 항진, 횡격막 저위, 적상 심, 늑간강 확대),
* ECG : 폐성P^(±), 맥박수/84, 청진 : 호흡음 약, 천명⁽⁻⁾, 폐기능:FVC 1.710ml, %FVC 59. 3. FEV1 920ml. %FEV1 53.8, 혈액 가스: pH7.402, PaO2 69torr, PaCO2 36.8torr.
* 한방 소견 체격 : 흉터 형, 안색 : 약간 파란색, 허증 : 습윤,무태, 맥증 : 침침 약간 약, 복증:약간 연.
* 진단 만성 폐기종 ^(휴 존스 III도).
* 한방의 진단은 폐감기증후군, 폐부족, 비장부족, 위부족 등이다.

치료

폐한증으로 신경이 쓰이는 폐기허의 상태에 있었기 때문에, 영감강미신하인탕 7.5g을 분3으로 투여 개시하였다. 동시에 항콜린성 흡입제를 1회 2흡입, 1일 2회, 아침·저녁에 흡입시켰다.

양제의 병용에 의해, 재진시에는 숨이 편해져, 몸의 차가움도 조금 취해져 자각적으로 개선이 보였

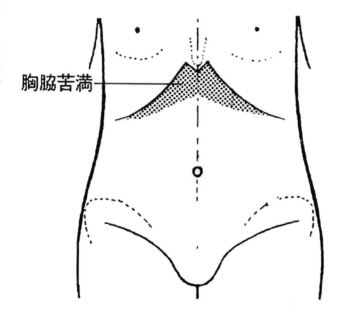

胸脇苦満

다. 그 후, 같은 해 12월에 조금 감기에 걸렸기 때문에, 외래로 마황부자세신탕 5.0g과 마크로라이드 항생제를 잠시 병용했다. 그 후에는 비율에 안정된 경과가 계속되었다.

조금 식욕이 떨어지고, 마른 것이 입에 와서, 비장 위의 허를 보충하기 위해 육군자탕 7.5g으로 변방해, 모습을 보았는데, 다음 재진 시에는 식욕도 회복하고 건강도 돌아왔다. 그 후는 테오필린(테오돌 100mg 3정)을 더해 모습을 보고 있다. 때로 감기에 걸려 그 치료를 하는 것 이외에는 비교적 순조롭게 경과하고 있다.

고안

폐기허가 되면, 일반적으로 전신이 쇠약해 건강이 없어져, 기단(숨 끊어짐)이 출현한다. 또한 폐기허가 진행되어 비위의 허약을 동반하게 되면 식욕이 저하되고 체중이 감소하고 조금 움직임만으로 호흡촉박을 일으키게 된다. 그 밖의 증상으로서는, 추위로, 손발의 차가움, 안면이나 다리의 부종 등도 수반되는 경우가 있다.

이 경우 중의학에 의한 변증에서는 폐비양허증으로 병태를 파악하고, 법칙은 보익보폐가 원칙이 된다. 본 증례에서도 당초는 폐한증을 중시하고, 苓甘姜味辛夏仁湯에서 치료를 개시했지만, 경과 도중에 비위의 허(虛)가 확실하여 육군자탕으로 변방했다. 그 결과 식욕이 회복되어 체중도 증가하고 컨디션도 개선되어 왔다. 폐기종과 같은 질병은 역시 전신병으로 논치하는 관점이 중요하다고 생각되었다.

●원포인트 어드바이스

고령화 사회를 맞이하여 앞으로는 소위 COPD(만성폐쇄성 폐질환) 환자가 증가할 것으로 예상된다.

COPD의 원인은 흡연이 가장 큰 요인으로 여겨지지만 COPD 환자에게 공통적이라고 말할 수 있다는 것은 금연이 예상보다 어려운 일이다. 치료를 시작하고 일시적으로 흡연을 중단하는 환자는 많지만 완전히 멈추는 것은 매우 어렵다.

필자의 진료과에서도 니코틴 껌이나 행동 요법(냉수를 마시고, 산책 후에 이를 닦는다.)를 병용해도, 성공률은 겨우 2할 정도이다. 흡연자의 흔히 식욕이 저하되고 소식이 되는 경우가 많기 때문에 특히 본증과 같은 경우에는 보비약의 투여가 유용성을 발휘한다.

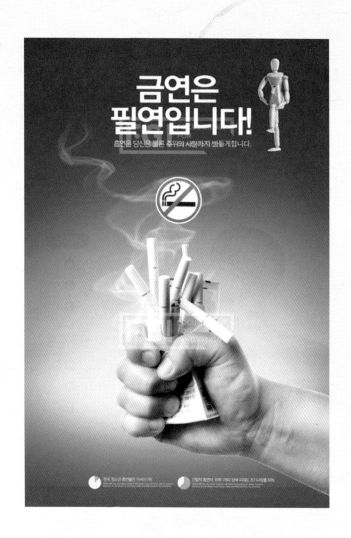

7. 기관지확장증

기관지·폐 등에 발생하는 호흡기 질환은 대부분 서서히 진행하면서 조용히 악화됩니다. 증상이 많이 나빠진 후 발견하는 이유입니다.

많이 알려지진 않았지만 호흡할 때 공기가 드나드는 기관지가 늘어나서 호흡장애를 일으키는 '기관지 확장증'도 마찬가지입니다. 10~20년 동안 서서히 증상이 나빠져서 결국 심각한 호흡곤란을 일으킵니다. 때문에 기관지 확장증이 있을 때 나타나는 핵심 증상 4가지를 기억하고, 조기에 진단·치료 받는 것이 중요합니다. 영동한의원 김남선 대표원장의 도움말로 서서히 악화하는 기관지 확장증의 원인과 증상, 한의학적 치료법에 대해 알아보겠습니다.

▶기관지에 문제 발생하는 3가지 이유

호흡할 때 공기가 드나드는 기관지는 예민한 신체기관입니다. 기관지에 발생하는 질환은 다양한 원인으로 기관지벽의 탄력이 손실된 후 다시 원상태로 돌아가지 못하는 비가역성 질환입니다.

한의학에선 기관지 질환의 원인을 크게 3가지로 분류합니다. 첫째는 어려서부터 알레르기성 비염, 만성 축농증 때문에 코가 막혀서 입 호흡을 하는 습관이 생긴 후 폐의 면역이나 기능이 떨어져서 기관지 발달 장애가 생긴 경우입니다.

둘째는 호흡기가 허약하고 늘 감기와 기침으로 고생하는 사람이고, 셋째는 폐기(肺氣)와 정기(正氣) 부족으로 방어 기전이 손상된 경우입니다.

서양의학에선 이 같은 증상이 △폐렴 △폐결핵 △만성 기관지염 경험자에게 자주 발병하는 것으로 봅니다. 여기에 흡연, 미세먼지 노출, 알레르기 물질 흡입 등도 영향을 줍니다.

▶기억해야 할 기관지 확장증 주요 증상

기관지 확장증은 한두 달 동안만에 발생한 병이 아닙니다. 10년~20년에 걸쳐 서서히 악화하는 호흡기 질환입니다. 때문에 1년 이상 장기간 치료해야 증상 개선 효과를 볼 수 있습니다.

기관지 확장증은 증상이 천식과 비슷해서 치료 방법도 대동소이합니다. 기관지 확장증의 4대 증상은 △가래 △기침 △호흡곤란 △전신 무기력증입니다.

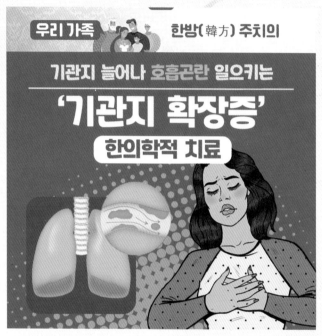

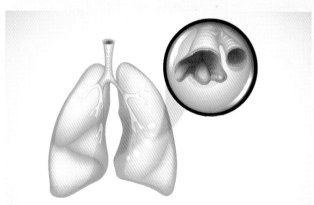

특히 기관지 확장증으로 나타나는 기관지 점액의 변화는 가래로 판단합니다. 1단계는 묽고 흰 가래, 2단계는 진득하고 누런 화농성 가래, 3단계는 청 푸른색 가래, 4단계는 혈농성 담입니다. 혈농성 담은 기침할 때 기관지 내벽이 터져서 피가 섞여 나오는 것으로, 중증입니다.

※ 기관지 확장증 병기별 점액 변화

- 1기 : 묽고 흰 가래
- 2기 : 진득하고 누런 화농성 가래
- 3기 : 청 푸른색 가래
- 4기 : 혈농성 담

▶김씨녹용영동탕, 기관지 확장증 치료에 효과적

기관지 확장증을 치료하는 한의학의 핵심 요소 4가지는 △청폐 △면역 △기능회복 △재생입니다. 한방 치료법 중 한약은 이 같은 치료 조건을 충족시켜서 재발 없이 기관지를 건강하게 유지시키는 역할을 합니다. 특히 기관지 확장증에 효과를 보이는 대표적인 한약 처방은 '김씨녹용영동탕'입니다.

이 약은 이미 40여 년 간 100만 명 이상에게 투여된 복합약물입니다. 그 동안 한국을 비롯해 중국·대만·일본·미국·캐나다 등 주요 나라에서 김씨녹용영동탕 임상 결과에 대한 논문발표와 강의가 이뤄졌습니다.

기관지 확장증의 김씨녹용영동탕 치료 결과를 요약하면 평균 치료기간은 1~2년이었습니다. 특히 환자 상태에 따라 3~4개월만에 증상이 개선돼서 치료되는 경우도 많았습니다.

김씨녹용영동탕의 이 같은 치료 효과는 최근 환자 치료 사례에도 잘 나타납니다. 담배를 많이 피운 노년기 환자 A씨는 기관지 확장증과 함께 알레르기성 비염, 축농증, 코막힘, 입호흡 등 안 좋은 질병과 습관이 있었습니다.

호흡곤란 증상이 심할 때면 집 근처 병원에서 치료했습니다. 하지만 결국 만성화돼 입맛과 소화력이 떨어지고, 체중이 계속 감소했습니다. 아울러 전신 무기력감에 빈혈까지 겹친 A씨는 영동한의원에서 김씨녹용영동탕을 처방 받았습니다.

김씨녹용영동탕을 복용한 첫 달은 호전 반응으로 가래가 더 나오고 기침도 더 심했습니다. 그러나 두 달째부터는 기침·가래가 거의 사라졌습니다. 1년 후 입맛과 소화력도 예전처럼 회복되고 전신 피곤함, 무기력증, 우울증도 개선됐습니다.

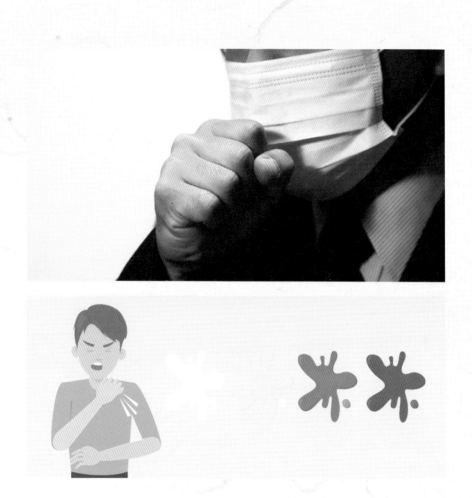

8. 심근경색과 협심증, 부정맥?

이 세가지 질병은 앞에서도 원인과 치료에 소개한 내용들과 상호 비슷하고 증상과 치료법도 약간만 다르기 때문에 한 파트에 묶어 소개하려고 합니다. 앞서 COPD 환자의 70% 이상에서 협심증, 심근경색증, 부정맥이 나타났습니다. 이 증상들의 공통점은 폐산소부족으로 심근 허혈이 유발되어 발생한다는 것입니다. 심장근육의 산소부족을 초래해서 심근혈관이 막혀서 심장병이 합병되는 것입니다. 협심증이란 관상동맥 질환에 의한 흉부의 통증이나 불편함을 통칭하는 의학적 용어로 심장근육의 허혈에 의해 발생하는 증상입니다.

심근 허혈 증상은 심장 근육에 혈액을 공급하는 하나 또는 그 이상의 동맥이 막히거나 좁아졌을 때 생깁니다. 불충분한 혈액 공급이 허혈을 초래하는 것입니다.

※ 전형적인 협심증 심근경색 증상
- 흉부 중앙의 불편한 압박감, 꽉 찬 느낌
- 흉부의 쥐어짜는 느낌이나 통증
- 통증이나 불편감이 어깨나 팔, 등, 목, 턱으로 뻗치는 느낌
- 위·식도 역류에 의한 흉부의 타는 것 같은 느낌

이 외에도 폐의 감염이나 염증에 의해서도 흉부 통증을 느낄 수 있고 갑작스러운 심장 발작이나 급사의 징후로 나타날 수 있기 때문에 협심증이 의심되는 흉부 통증이나 불편감이 있을 경우 반드시 의사의 진찰을 받아야 합니다. 협심증은 심장이 더 많은 혈액 공급을 필요로 할 때 종종 발생합니다. 평소처럼 걷고 있을 때는 문제가 없다가 놓친 버스를 타기 위해 갑자기 뛰는 경우 혹은 격한 운동을 할 때 협심증이 유발될 수 있습니다. 또한, 흥분을 하는 경우, 또는 너무 높거나 낮은 온도에서도 종종 발생됩니다.

심장 근육은 끊임없이 수축하는 근육이기 때문에 다량의 산소와 영양분을 계속적으로 공급받아야 합니다. 혈관이 막힘으로써 산소와 영양 공급이 단절되면 그 부분의 심장 수축력이 급격히 저하되고 수분 내지 수십분 이내에 심장 근육 세포는 죽게 됩니다. 이러한 혈액 공급의 중단은 심근 허혈 현상(흉통)과 심장의 펌프 기능의 급격한 저하(심부전), 그리고 심한 부정맥이라는 세 가지 결과를 초래하게 되는 것입니다.

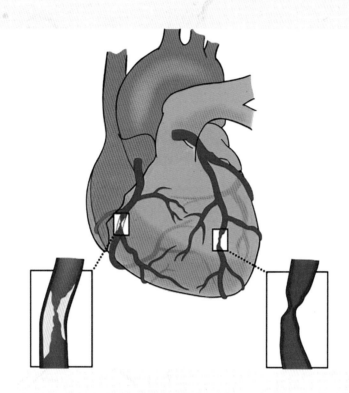

심근경색의 가장 중요한 증상은 흉통입니다. 동맥경화 위험 인자가 있는 환자에서 가슴 한가운데에 누르듯, 조이는 듯한 통증이 30분 이상 지속되면 심근경색을 의심하게 되며 이 진단은 병원에서 심전도와 혈액 검사를 시행하여 확인됩니다. 일단 심근경색이 확인되면 약물(혈전 용해제) 또는 풍선을 이용한 시술(관동맥 풍선확장술)로 막힌 혈관을 뚫어 주어 사망률과 심부전의 빈도를 현저하게 낮출 수 있습니다. 이 때 중요한 점은 이 시술이 최대한 빨리 시행되어야 한다는 점입니다. 6시간 이내에 시술이 되어야 좋은 효과를 볼 수 있습니다. 시술을 하더라도 시간이 늦을수록 불리하며 1시간이 늦을 때마다 사망률이 0.5%에서 1.0% 가량 증가합니다.

협심증과 심근경색은 발생 초기에 심한 부정맥으로 사망할 확률이 높기 때문에 조기 진단과 치료가 매우 중요합니다. 그러므로 늘 철저한 예방과 사전 관리가 필요하며 이를 위한 한의학적 처방과 치료가 필요합니다. 그러나 위급시에는 반드시 대형병원으로 옮겨 응급처치 및 시술을 받아야 합니다.

▶부정맥의 원인과 증상, 치료

심장에서 전기신호의 생성이나 전달에 이상이 생기거나, 혹은 비정상적인 전기 신호가 발생할 경우, 정상적이고 규칙적인 수축이 계속되지 못하여 심장 박동이 비정상적으로 빨라지거나 늦어지거나 혹은 불규칙해지는데, 이를 부정맥이라고 합니다. 부정맥은 심장의 전기적 신호의 발생과 전달에 이상이 생기면서 발생하는데, 유발 요인으로는 다음과 같은 것들이 있습니다.

- 심장의 선천적인 이상 (선천성 심장병)
- 담배, 술, 카페인 등
- 다른 심장 질환(심근경색, 고혈압, 협심증 등)
- 갑상선 질환
- 비만
- 수면무호흡증
- 고령
- 유전적 부정맥 (유전자 변이에 의한 부정맥 증후군)

심장은 늘 뛰고 있지만 건강한 정상인은 이를 느끼지 못합니다. 그러나 부정맥 환자들은 맥박수

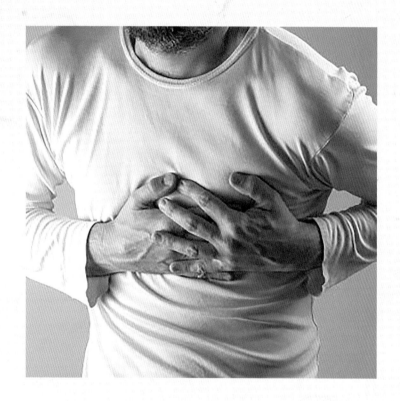

가 건너뛰거나 너무 **빨라**지면 자신의 심장 박동을 느끼게 되고 가슴 두근거림을 호소하게 됩니다.

증상은 부정맥의 종류 및 환자가 가지고 있는 심장질환의 종류와 중증도에 따라 경미한 가슴 두근거림(palpitation), 흉통(chest pain)으로부터 실신(syncope)과 돌연사에 이르기까지 매우 다양하게 나타납니다.

부정맥이 발생하면 비정상적인 심장 박동이 두근거림이나 덜컹거림으로 나타나 불쾌하게 느껴질 수 있고, 혈액을 박출하는 심장의 능력이 저하되어 뿜어져 나오는 혈액량이 감소하고, 이로 인해 호흡곤란, 현기증, 실신 등이 나타날 수 있습니다. 또한 무수축, 심실빈맥, 심실세동과 같은 악성 부정맥이 발생하면 순간적으로 심장 기능이 완전히 마비되어 곧바로 심장마비로 사망할 수도 있습니다. 부정맥이 의심되는 증상이 있는 경우 가능한 빨리 병원을 방문하여 진단을 받는 것이 중요합니다.

치료는 부정맥의 종류나 중증도에 따라 치료법에 따라 적절한 치료가 다르지만 금연, 금주, 약물 복용 중단, 카페인 섭취의 감소 등 원인 제거와 함께 약물치료, 제세동기 사용, 외과적 수술 등 다양하게 있지만 이 역시 한의학적 처방과 약탕 및 심폐환 복용 등의 치료를 통해 증상완화 및 예방, 치료를 기대해 볼 수 있습니다.

부정맥의 증상들

무증상

가슴 두근거림

가슴 답답함

호흡곤란

부종·체중증가

현기증

실신

자료: 대한부정맥학회

제2부
COPD 및 천식
완치에 도전한다

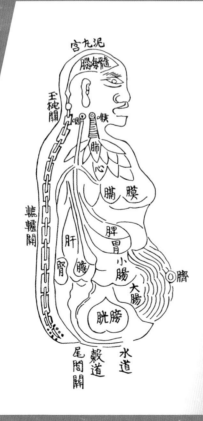

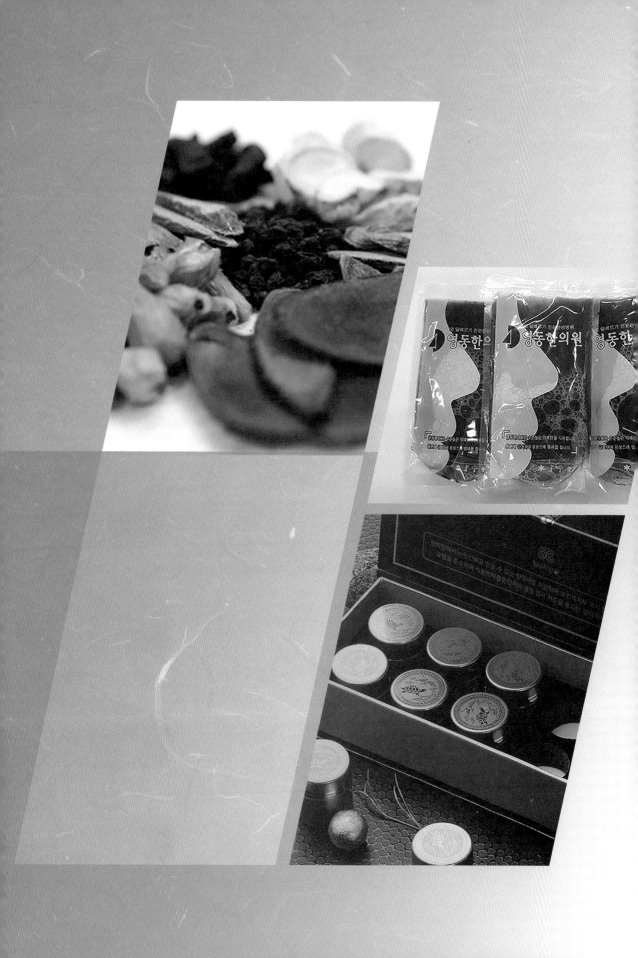

1. 소아천식과 치료

어린이를 괴롭히는 3대 알레르기 질환이 있습니다. 아토피성 피부염, 코 알레르기, 천식입니다. 양의학에선 어린이 천식을 '알레르기'의 일종으로 인정하고 대표적인 심신증의 한 증상으로 생각합니다. 때문에 전문적인 치료를 적극적으로 하지 않습니다.

어린이의 약 30%는 알레르기 체질을 갖고 태어납니다. 이런 어린이가 심리적 불안, 저항력 감퇴 등의 조건을 갖추면 알레르기성 질환을 나타내는 것입니다. 어린이가 기관지 천식이 있으면 더 힘듭니다. 어른에 비해 기관지의 평활근이 작고, 점액 분비가 많아서 기관지가 쉽게 좁아지기 때문입니다. 소아 천식 환자는 정신적·육체적으로 아직 성숙하지 못하고 오장육부가 모두 연약해서 증상이 급박하게 변하거나 여러 가지 합병증이 발생할 가능성이 높은 것입니다.

성장호르몬은 아이가 잠을 자는 시간에 가장 활발하게 분비됩니다. 소아 천식을 앓는 아이는 숙면을 취하지 못하므로 상대적으로 호르몬 분비가 적고 또래보다 키가 작을 수밖에 없습니다.

▶소아천식의 증상

– 가슴이 쌕쌕거리거나, 푸우푸우거리고, 갑자기 숨쉬기가 고통스러운 발작 경험이 있다.
– 의사로부터 천식, 천식성 기관지염 또는 소아천식이라고 들었다.
– 호흡을 하면 쌕쌕거리거나 푸우푸우거리는 숨소리가 난다.
– 근래 2년 동안 발작을 일으킨 적이 있다.
– 천식, 천식성 기관지염, 소아천식으로 치료를 받은 일이 있다.

비염을 많이 동반하는 소아 천식의 주요 증상은 △심한 기침 △호흡 곤란 △쌕쌕거리는 숨소리입니다. 이 같은 천식 증상은 알레르기 반응 때문에 기관지가 오그라들고, 염증 때문에 부어올라 숨쉬기 힘들어지기 때문에 나타납니다. 천식 증상은 늦은 밤이나 새벽에 더 심한 특징이 있습니다.

▶소아 천식의 치료와 관리

5세 이하 어린 나이인데 천식이 있으면 폐의 저항력이 많이 약합니다. 여름철 더위를 식히기 위해

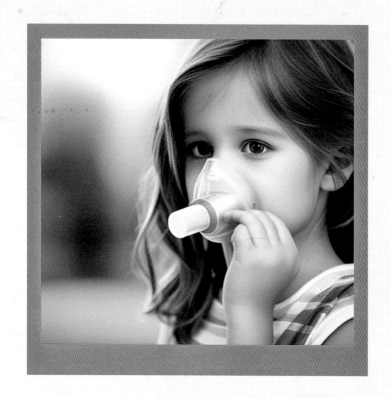

에어컨이 가동된 실내에 일정 시간 이상 머물면 기관지가 영향을 받을 수 있습니다.

이처럼 공기가 차가운 환경에서 아이스크림이나 시원한 음료수를 자주 섭취하면 기관지 수축에 영향을 줍니다.

천식은 환경적 요인과 치료 여부에 따라서 증상이 나타났다 사라지기를 반복하는 호흡기 질환입니다. 천식이 완치하기 힘든 질환인 이유입니다. 천식은 치료를 하면 증상이 사라집니다. 하지만 찬 공기 등으로 기관지에 자극이 가해지면 증상이 다시 발생합니다.

이런 이유로 성인보다 면역력과 기관지·폐 저항력이 약한 소아 천식 환자들은 평소 기관지가 자극 받지 않게 관리하는 것이 중요하며 다음 사항들을 지키도록 노력해야 합니다.

– 냉방에 따른 실내의 차고 건조한 공기 환경에 오랫동안 노출되는 것을 줄인다.

– 내부 공간을 수시로 환기하며 간접흡연, 자극적인 냄새, 먼지 등의 자극을 피한다.

– 차가운 음료보다 상온의 물을 마시는 것이 낫고 천식 증상 개선에 도움이 되는 도라지나 대추 끓인 물을 자주 마시거나 배꿀찜을 먹는 것도 도움이 된다.

– 한약 치료를 받는 것도 도움이 된다. 천식은 소청룡탕, 기침·가래가 심하면 김씨녹용영동탕 등을 복용해 증상을 개선할 수 있다.

▶소아 천식과 운동

천식이 있으면 격렬한 운동이나 과로를 피해야 합니다. 이 같은 상황이 천식을 악화시키기 때문입니다. 그러나 예외인 운동이 하나 있습니다. 바로 수영입니다. 천식 환자는 건조해지면 기침 등 증상이 더 심해집니다.

하지만 수영은 물에서 하는 운동이어서 기침이 발생할 염려가 없고, 호흡 기능을 단련시켜서 기관지를 튼튼하게 해줍니다. 아이가 천식이 있다고 해서 실내에만 있을 순 없습니다. 그런데 농구·축구·스키 같은 격렬한 운동은 천식을 더 악화시킬 수도 있어서 주의해야 합니다. 이런 운동들은 특성상 마른 공기를 마시고, 오래 달리게 되며, 맥박수를 높여서 기침을 유발하기 때문입니다.

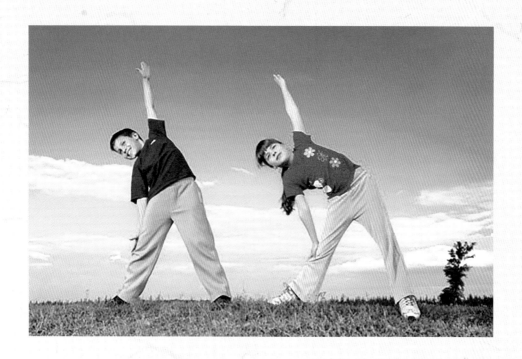

2. 알레르기성 비염과 치료

▶코 알레르기란 무엇인가

코 알레르기는 코막힘, 재채기, 콧물, 두통이 반복해서 생기는 만성질환입니다. 때문에 아이가 고통스럽고, 부모도 정신적, 경제적 부담을 받습니다.

알레르기는 신체가 특정한 원인 물질에 노출되면 항원항체반응에 따라 과민반응이 발생하는 현상입니다. 원인 물질은 꽃가루, 동물의 털과 비듬, 곰팡이, 집먼지 진드기, 음식 등 다양합니다. 또 사람마다 알레르기 반응을 일으키는 원인 물질이 다릅니다. 이외에 최근 심화되고 있는 환경오염, 화학제품 노출도 알레르기에 영향을 줍니다.

알레르기는 특정 원인 물질인 항원에 반응하는 신체 부위에 따라서 비염, 천식, 결막염, 아토피 등으로 나타납니다. 특히 알레르기 비염은 알레르기 질환 중 가장 흔한 종류 중 하나입니다. 알레르기 비염에 따른 염증이 지속하면 만성 축농증으로도 이어질 수 있습니다.

특히 어린이 코 알레르기는 바로 치료해야 하는데 이유는 다른 아이들보다 성장 발육이 늦고 코로 숨 쉬는 것이 힘들어 영양장애까지 발생하기 때문입니다. 알레르기 비염이 오래 되면 만성 축농증이나 후비루 증후군, 천식이 될 위험이 있습니다.

고질적인 천식이 되면 치료도 어렵고, 아이의 고생이 심합니다. 집중력이 떨어지고 기억력이 약해집니다. 공부하는데 몰두해야 하는 수험생이나 학생들은 이 때문에 학교 공부에 지장을 받고, 성적이 떨어지기도 합니다.

아울러 알레르기성 비염은 꽃가루와 집먼지로도 발생합니다. 화분증은 계절성으로, 봄처럼 특정 시기에 알레르기성 비염에 영향을 주는 요소입니다. 집먼지는 일 년 내내 비염 증상을 일으킵니다. 봄에는 꽃가루와 집먼지가 상승 작용을 해서 알레르기성 비염을 악화시키고, 삶의 질을 떨어뜨립니다. 특히 알레르기성 비염 환자 연령이 점차 낮아지고, 어린이 환자가 증가하고 있어서 문제입니다.

▶코 알레르기의 원인 알기

알레르기성 비염의 진짜 원인을 확인하는 것은 아토피성 피부염처럼 어렵습니다. 그렇다고 치료법이 없는 것도 아닙니다. 알레르기성 비염이 만성화된 비강 속 상태를 확인하면 코 점막이 부어서 수

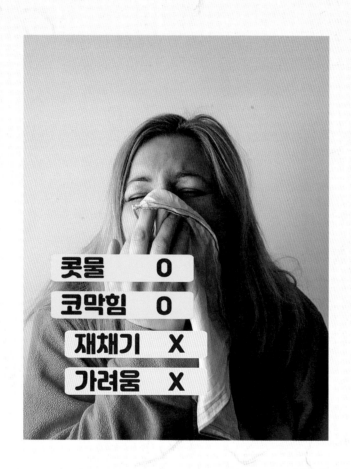

콧물   O
코막힘   O
재채기   X
가려움   X

양성 콧물이 흐르고 있는 경우가 많습니다. 그러나 화분증 같은 심한 알레르기성 비염은 코 점막이 빨갛게 부어 있는 경우는 드물고 보통 희스므레합니다.

이 알레르기 비염을 일으키는 3가지 유형이 있는데 이를 잘 진단해야 합니다.

첫째, 폐의 기가 허한 경우입니다. 바람과 찬 기운이 신체에 들어왔을 때 폐의 기 발산 능력이 떨어지면서 코에 장애가 나타나는 것입니다. 이 때 주요 증상은 코가 몹시 가렵고, 재채기가 연달아 나며, 많은 콧물이 흐릅니다. 또 후각이 둔해지고, 코 점막이 붓습니다. 이 경우 한의학에선 폐의 기운을 덥게 보하고, 바람과 찬 기운을 몰아내서 흐트러뜨리며 치료합니다.

폐가 허해 생긴 알레르기성 비염은 대개 소청룡탕이라는 한약 처방과 함께 코의 부종을 가라앉히는 레이저 치료와 침 치료를 적용합니다. 이를 통해 코의 기를 뚫어주고, 순환을 잘 되게 하면 부작용 없는 완치 결과를 얻을 수 있습니다.

둘째, 폐와 비장의 기가 허해서 노폐물이 오랫동안 코에 쌓여 발병하는 경우입니다. 주된 증상은 코가 막히고 답답하며, 콧물은 말갛거나 끈적거리고 흰 것이 특징입니다. 역시 후각이 감퇴하고, 코 점막이 창백하거나 부어오릅니다. 온몸이 나른하고 어지럼증도 느낍니다. 숨이 차거나 뭘 먹어도 소화가 잘 되지 않습니다. 이 때는 비장을 튼튼하게 하고 기를 돋우며 폐를 보하는 치료를 합니다.

셋째, 신장의 기운이 허한 것으로 만성 알레르기 비염 환자에게 많이 나타납니다. 신기가 부족하고 폐가 따뜻한 기운을 잃어버렸을 때 생기는데, 폐와 신장을 따뜻하게 보하며 치료합니다.

▶수독^(水毒) 상태에서 개선해야 할 알레르성 비염 치료

알레르기성 비염은 수독 상태를 만들지 않는 것이 중요합니다. 한방에서는 알레르기 비염의 원인을 '수독(水毒)'으로 봅니다. 체내 물의 흐름이 원활하지 않으면 몸이 차가워져서 수독이 쌓이고 콧물·코막힘·아토피 증상으로 나타납니다.

증상의 국소 상태와 재채기·콧물·코막힘은 한방적으로는 한(寒)과 수독에 의해 생깁니다. 때문에 냉기를 없애고, 몸을 따뜻하게 하며, 수독을 제거하기 위해 성질이 따뜻한 약재를 처방하는 온제(溫劑)나 몸 속의 수분을 빼내는 이수제(利水劑)를 쓰는 것이 기본 치료입니다.

이 같은 효과를 내는 대표적인 한방 처방은 역시 '소청룡탕'입니다. 소청룡탕은 천식에도 효과가 좋지만 건강과 세신으로 몸을 따뜻하게 하며, 마황과 반하가 수독을 제거하면서 천식과 알레르기성 비염을 개선합니다. 똑같은 치료 작용을 보이는 처방에 '마황부자세신탕'이 있으며, 효과가 바로 나타납니다. 등이 으슬으슬 추운 감기와 알레르기성 비염 발작에도 효과가 우수합니다.

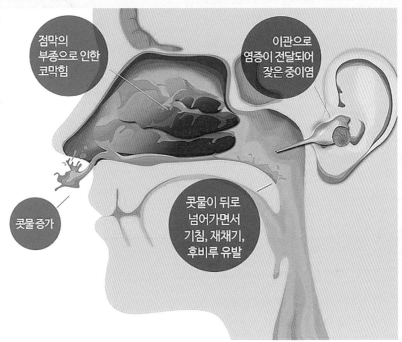

점막의
부종으로 인한
코막힘

이관으로
염증이 전달되어
잦은 중이염

콧물 증가

콧물이 뒤로
넘어가면서
기침, 재채기,
후비루 유발

미세먼지로 인해 발생된 비염이 호흡기 건강에 미치는 영향 | 미소로 한의원 제공

3. 호흡재활운동

▶폐질환 완화에 도움을 주는 호흡재활운동

호흡재활은 호흡곤란, 즉 숨이 차는 증상을 완화하고 운동능력을 개선시킵니다. 이를 통해 일상생활에서 삶의 질을 높여줍니다. 호흡재활은 운동과 함께 호흡법, 객담(가래) 배출법, 영양, 교육까지 포함합니다.

따라서 모든 만성 폐쇄성 폐질환(COPD) 환자는 규칙적인 운동을 하는 것이 권장됩니다. 호흡곤란 증상이 있으면 더 적극적으로 해야 합니다.

특히 약물 치료에도 호흡곤란이 지속되는 환자들은 반드시 호흡재활치료를 해야 치료에 도움이 됩니다. 그러나 만성 폐질환 환자들은 여러 동반 질환을 갖고 있어서, 운동할 때 주의가 필요한 경우도 있습니다. 숨이 차도 집에서 할 수 있는 운동을 소개합니다. 그러나 중환자나 특수질환자는 이 운동에 관해 의사와 상담하고 그 권고를 잘 지켜야 합니다.

① 유산소 운동

COPD 환자 호흡재활의 가장 핵심적인 부분입니다. 5~10분 정도 가벼운 걷기, 체조, 스트레칭, 준비운동을 한 후 20~60분 간 유산소 운동을 진행합니다. 한 번에 할 수 없으면 여러 차례 나누어서 해도 좋습니다. 예를 들어 호흡곤란 때문에 5분만 운동이 가능하면, 하루에 5분 운동을 6번 시행해서 총 30분 동안 합니다. 최소한 주 3일 이상 시행하며, 운동 중 산소포화도는 90% 이상을 유지합니다. 운동 강도는 심하게 숨이 차는 정도로는 하지 말고, 약간 숨찬 정도가 좋습니다. 최대 운동 강도의 약 60%로 하는 것을 권장합니다. 실내 자전거나 러닝머신을 이용한 운동도 좋습니다.

② 근력운동

운동 강도는 한번에 10번 정도 들 수 있을 무게로 합니다. 10번 들기를 총 2~3세트 반복합니다. 10번 들고 세트 사이에 휴식 기간은 2분 미만으로 합니다. 팔·다리 근력 운동 모두 진행합니다. 가능하면 엉덩이·허벅지·어깨처럼 큰 근육 중심으로 하는 것이 효과적입니다. 집에서 쉽게 할 수 있는 팔 근력 운동은 아령 들기, 벽 짚고 팔굽혀펴기가 있습니다. 다리 근력 운동은 앉은 자세에서 다리 들기, 누워서 다리들기, 벽 이용 스쿼트, 누워서 엉덩이 들기, 계단 오르기 등이 있습니다.

벽 이용 스쿼트

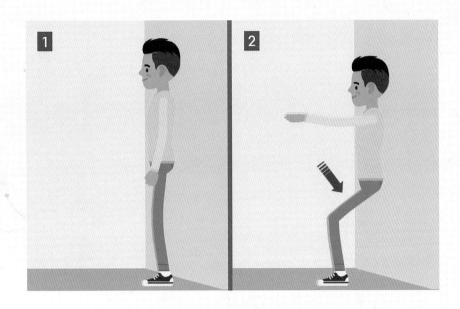

앉아서 다리 들기

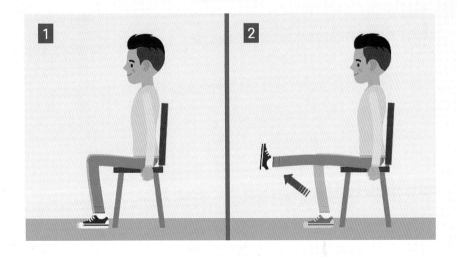

③ 유연성 운동

만성 폐질환자는 흉곽과 주변 호흡보조근육, 관절의 유연성이 감소돼 있습니다. 때문에 이에 대한 스트레칭 운동이 필요합니다. 전체적으로 어깨와 팔을 넓게 벌리거나 상체를 좌우로 기울이며 뒷머리에 손을 깍지 끼고 가슴을 벌려 흉곽을 스트레칭 해줍니다. 팔을 벌릴 때 심호흡과 함께 하는 것이 좋습니다.

- 어깨와 팔을 넓게 벌리는 흉곽 스트레칭
- 상체를 좌우로 기울이는 흉곽 스트레칭
- 뒷머리에 손을 깍지 끼고 가슴을 벌리는 흉곽 스트레칭

▶만성 폐쇄성 폐질환(COPD) 환자의 재활 및 가래 배출 방법

만성 폐쇄성 폐질환(COPD) 환자는 끈적한 가래가 많이 생깁니다. 가래가 잘 배출되지 않고 정체하면 호흡이 힘들어질 뿐만 아니라 염증으로도 이어질 수 있어서 적절하게 배출하는 것이 중요합니다. 가래가 있을 때 짧게 기침을 하는 것은 기운만 소모되고 배출에는 도움이 안 됩니다. 가래 배출 방법도 소개합니다.

① 머리를 약간 숙이고 의자에 기대어 앉는다.
② 코로 천천히 깊게 숨을 들이마신 다음 '성문'을 닫고 3초 동안 숨을 멈춘다(성문은 후두부에 있는 발성장치로, 목젖 주변 부위다).
③ 흉부와 복부의 압력을 높인 후 성문을 열면서 처음에는 가볍게 기침을 한다.
④ 이후 세게 기침을 해서 가래를 배출한다.
⑤ 가래가 깨끗하게 배출될 때까지 몇 차례 반복한다.

누워서 엉덩이 들기

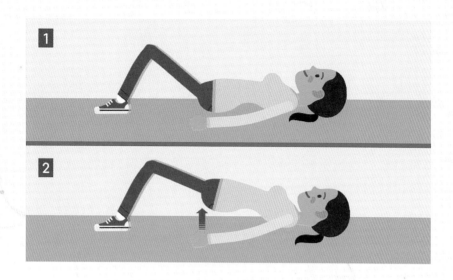

계단 오르기

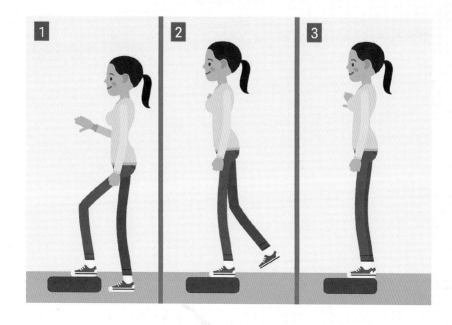

4. 폐 호흡체조

▶폐 COPD 등 호흡기 환자에게 좋은 '실내 호흡 체조'

건강을 위협하는 주요 질환 중 하나가 호흡기 질환입니다. 미세먼지·흡연·감염 등에 따른 호흡기 질환이 악화하면 숨쉬기가 힘들어집니다. 대표적인 질환인 COPD는 폐의 산소 교환 장치인 폐포가 손상돼서 숨쉬기 힘들어지고, 방치하면 사망에도 이르는 심각한 질환입니다.

그런데 COPD로 진단 받은 후 호흡이 쉽지 않다고 활동량을 줄이는 것은 오히려 독이 됩니다. 움직임을 줄이면 폐 기능이 점차 더 약해지고, 증상이 심해지기 때문입니다. COPD 같은 폐 질환에 걸리면 질병을 일으키고 증상을 악화시키는 가장 중요한 원인 담배를 끊고, 호흡 기능을 유지하기 위해 호흡 체조를 하는 것이 도움이 됩니다. COPD 등 폐 호흡기 질환이 있을 때 좋은 '실내 호흡 체조'에 대해 알아보겠습니다. 운동 횟수와 강도는 체력에 맞게 적당히 진행합니다.

① 복부 대각 굽히기

숨을 내쉬면서 팔이 한쪽 무릎으로 가도록 상체를 들어올립니다. 왼쪽과 오른쪽을 각각 5~8회 반복합니다.

② 다리 회전시키기

양 다리를 모아서 무릎을 굽히고, 옆으로 천천히 회전시키며 5~10초간 유지한 후 중간으로 다시 돌아옵니다. 왼쪽과 오른쪽을 각각 2~3회 반복합니다.

③ 다리 들어 올리기

발목에 모래주머니를 착용한 후 누운 상태에서 한쪽 다리를 천천히 들려 올렸다가 천천히 내려놓으며 숨을 내쉽니다. 양쪽 다리를 각각 7~10회 반복합니다.

④ 밴드로 다리 들어올리기

발바닥에 밴드를 걸고 느슨하게 잡습니다. 숨을 내쉬며 다리를 곧게 편 상태로 들어올려서 5~10초간 유지했다가 천천히 내립니다. 양쪽 다리를 각각 3~4회 반복합니다.

실내 폐 호흡 체조

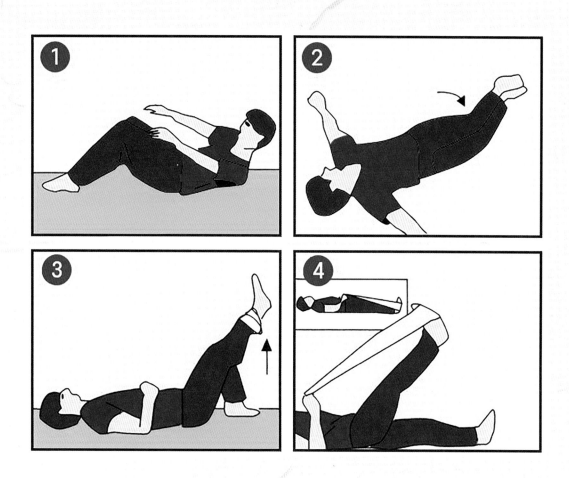

⑤ 어깨 스트레칭하기

바닥에 누워서 팔을 머리 위로 올린 후 숨을 내쉬면서 팔을 다시 원 위치시켜 바닥 아래로 누릅니다. 3회 반복합니다.

⑥ 허리 들어올리기

엉덩이를 들며, 숨을 내쉽니다. 8~10회 반복합니다.

⑦ 골반 기울기

숨을 내쉬며, 등을 바닥으로 누릅니다. 이 때 복부가 단단해지는 것이 느껴져야 합니다. 5~7회 반복합니다.

⑧ 무릎 당기기

숨을 내쉬며, 두 손으로 무릎을 가슴까지 최대한 당겨서 10초간 정지합니다. 왼쪽과 오른쪽을 각각 2~3회 반복합니다.

⑨ 복부 굽히기

숨을 내쉬며, 상체를 들어올립니다. 5~8회 반복합니다.

실내 호흡 체조

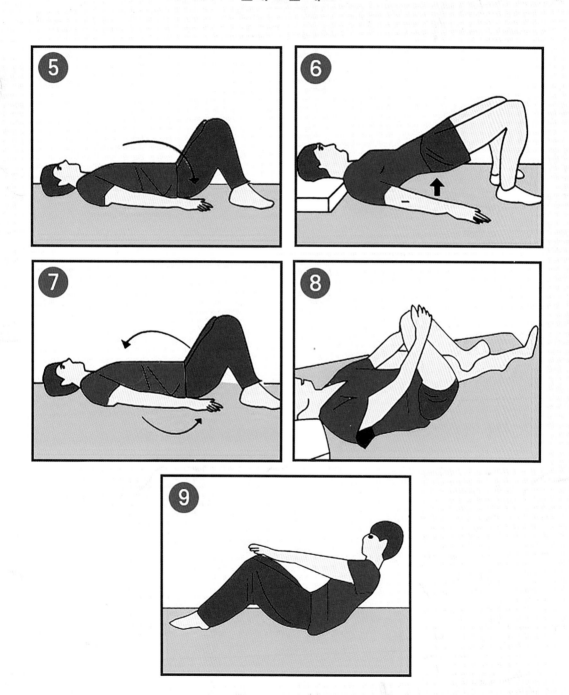

5. 김씨영동탕+김씨공심단, 맞춤 K-심폐단 처방의 비밀과 폐COPD

영동한의원 김남선 원장이 처방해 온 김씨영동탕과 김씨공심단, 심폐단 등은 100만명 이상을 진료하며 얻은 치료 노하우를 녹여 만든 한약입니다.

한방약물복합요법으로 불리는 이 처방에서 김씨녹용영동탕은 폐나 기관지의 면역, 청폐, 재생의 순으로 폐가 완치되며 김씨 공심단은 심폐기능을 모두 활성화시켜 폐의 재생을 돕습니다. 이 두 가지 처방을 동시에 쓰는 것이 바로 한방약물복합요법입니다.

그동안 영동한의원에 내원한 COPD환자를 대상으로 '김씨녹용영동탕'과 '김씨공심단'을 처방한 결과, COPD 주요 증상인 기침·가래·호흡곤란·전신무기력증이 개선된 것으로 나타났습니다.

김씨녹용영동탕

김씨녹용영동탕은 코·호흡기 치료에 효과적인 소청룡탕(小靑龍湯)을 기본으로, 신이화·금은화·홍화자·녹용·녹각교 등 35가지의 약초를 추가합니다. 또한 판토크린 성분이 함유된 녹용이 첨가돼 기관지·폐 등 호흡기 면역력 증강, 폐포 재생 효과를 보여 COPD를 치료합니다. 증상이 심한 COPD는 1년 정도 복용해야 치료되고 숨찬 증상, 가래, 기침이 사라져도 6개월 이상 더 복용하는 것이 근본적인 치료의 열쇠입니다.

가장 중요한 역할을 하는 한약재는 백목련 꽃망울을 말린 신이화로 호흡기 염증을 가라앉혀 코에서 폐로 이어지는 숨길을 열어줍니다.

금은화는 염증을 효과적으로 제거하는 이리도이드 성분을 다량 함유하고 있어 폐 면역력 증강을 돕습니다. 홍화자는 폐의 점액 순환 부족을 근본적으로 다스려 폐를 활성화시킵니다.

녹용·녹각교는 판토크린 성분을 포함하고 있어 피를 만드는 조혈 작용이 뛰어납니다. 새싹을 심듯 폐포를 튼튼하게 재생시킵니다. 사포닌이 풍부한 길경은 잦은 기침으로 아픈 목의 통증을 줄여줍니다. 유근피는 콧물·가래를 삭혀 없애 폐를 깨끗하게 만듭니다.

KNT 김씨녹용영동탕

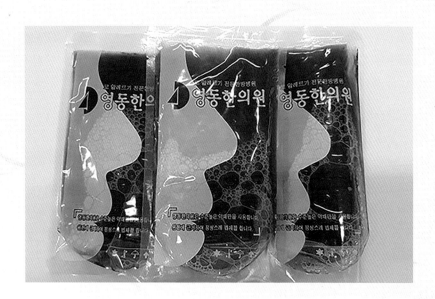

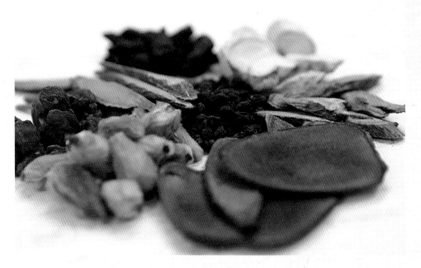

김씨공心단

김씨공心단은 심장 강화와 심혈관을 강화하는 한약재인 사향·침향·우황·산수유·당귀 등의 한약재를 가감해 약효를 높였습니다. 폐가 약해지면서 깨진 오장육부의 균형을 맞춰주면서, 폐 면역력 회복을 간접적으로 지원하는 역할을 합니다.

강심·보심 효과가 뛰어난 사향은 호르몬 분비를 촉진해 신진대사를 활성화합니다. 침향은 항암 효과가 있는 쿠쿠르비타신, 항산화물질인 베타-셀리넨, 신경안정 효과가 있는 델타-구아이엔, 항바이러스 효과가 있는 알파-불레젠 등의 물질을 함유하고 있습니다. 뇌출혈과 심근경색 예방과 개선 등에 효과가 있습니다.

한방약물복합요법의 효과

첫째는 청폐 작용입니다.

기침·가래가 잦을수록 폐 기능은 더 빠르게 악화한다는 점에 착안했습니다. 복합 한약은 코·목·폐 등 호흡기 곳곳에 쌓인 염증을 제거하고, 숨길을 깨끗하게 청소해 폐 기능이 더 나빠지지 않도록 합니다. 막혔던 코가 뚫리면서 입으로 호흡하는 습관도 고칠 수 있습니다.

둘째는 신체 재생력 회복입니다.

좁아진 기관지는 넓혀주고 병든 폐포는 새로운 조직으로 대체하여 약해진 폐와 심장이 본래의 기능을 되찾습니다. 궁극적으로는 폐 면역력을 증강시켜 증상이 재발하는 것을 막습니다.

셋째는 삶의 질 개선입니다.

폐가 약해지면 겉으로는 멀쩡해 보이지만 일상은 괴로운데, 호흡이 서서히 얕아지면서 산책·식사·목욕 같은 일상생활조차 힘들어집니다. 복합 한약으로 폐활량이 늘면 자연스럽게 호흡이 편안해지면서 일상생활이 수월해집니다.

넷째는 치료기간의 단축입니다.

폐와 심장을 동시에 치료하면 신체 회복 속도가 폐만 단독으로 치료할 때보다 두 배가량 더 빠릅니다. 폐·호흡기 한약인 김씨녹용영동탕만 복용하면 치료 기간이 1년가량 소요되지만 복합 한약은

김씨공심단

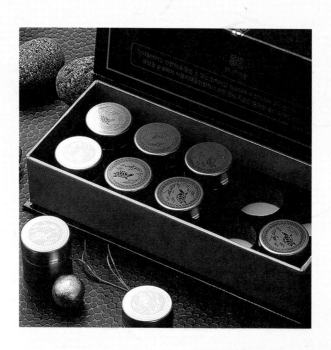

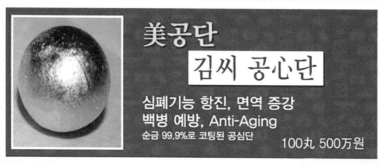

이 기간을 6~7개월로 줄입니다.

맞춤K-심폐단^(心肺丹)

맞춤K-심폐단도 현대인이 걸리기 쉬운 질환, 폐COPD와 심장합병증의 치료와 예방 목적으로 영동한의원이 개인 각각의 병증과 체질에 맞게 처방합니다. 공진단의 기본약재에 침향, 우황 등 심폐에 좋은 약재를 첨가한 心肺환자 맞춤처방입니다.

이 약재는 심폐호르몬 분비를 촉진하고 심폐를 활성화 시키며 심폐기능을 빠르게 회복시켜 줍니다. 또 강심 보심 보폐작용을 통해 폐는 물론 기관지천식,기관지확장증 등에 그 효과가 뚜렷하고 협심증, 심근경색증, 부정맥 등 폐COPD 합병증에도 그 치료효과가 탁월합니다.

심폐질환 이외에도 신경쇠약, 우울증, 남성임포, 여성갱년기장애, 신허증, 간약증, 간허증, 간기능쇠약 등에 효능을 보입니다.

지난 10년동안 폐질환은 물론이고 심장질환, 천식 등 난치병을 앓고 있는 환자 중 K-심폐단을 복용한 400명을 대상으로 조사한 결과 93.5%라는 높은 치료율을 보인 우수한 약입니다. 성분은 사향, 침향을 비롯 녹용, 산수유, 당귀, 우황 등 초고가의 약재가 다양하게 구성되었습니다.

K-심폐단에 코팅된 99.9% 순금박은 COPD환자에게 동반되는 심장합병증인 협심증, 심근경색증, 부정맥을 치료하는 효과와 더불어 강심 강혈관 작용과 함께 우리 몸에 축적된 중금속을 빨리 체외로 배출시켜 폐를 맑게 하는 청폐 작용을 하는 청폐^(淸肺) 성분이 함유되어 치료 효과가 극대화됩니다. 단점은 K-심폐단이 너무 고가약이라는 점입니다.

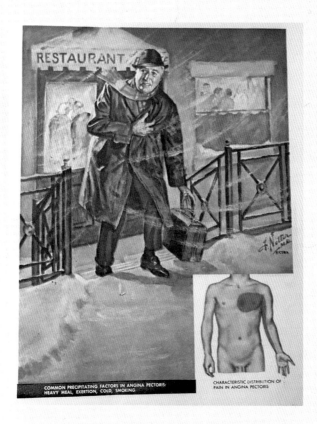

COMMON PRECIPITATING FACTORS IN ANGINA PECTORIS:
HEAVY MEAL, EXERTION, COLD, SMOKING.

CHARACTERISTIC DISTRIBUTION OF
PAIN IN ANGINA PECTORIS

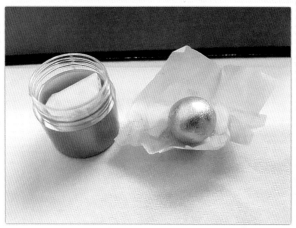

6. 소청룡탕^(小靑龍湯), 보중익기탕^(補中益氣湯), 소건중탕^(小健中湯)

폐질환에 좋은 한약 3가지를 소개합니다. 전통적으로 내려온 처방이기도 하지만 근자에 환자들에게 나타나는 효능에 따라 약재들이 더 보강되어 많은 곳에서 처방되거나 과립으로 만들어져 의약품으로 판매되고 있기도 합니다.

영동한의원에서도 대표적인 알레르기 비염, 축농증 한방 치료 처방으로 '소청룡탕'이 있고, 성장을 촉진을 돕는 약으로는 '소건중탕'이 있어 처방되고 있습니다.

소청룡탕은 알레르기 체질을 개선하고, 콧물과 재채기를 없애는 효과가 있으며 코막힘이 심한 경우, 목련 꽃봉오리인 '신이'를 추가한 '소청룡탕가신이'를 사용하기도 합니다.

소건중탕은 성장을 위해 충분한 양의 음식을 먹을 수 있도록 소화기 활동을 촉진합니다. 소건중탕은 호흡기, 비위계통과 신장계통을 보강하는 백작약·감초·계지·대추·인삼·황기 등으로 구성됩니다. 또한 '교이'라는 엿기름이 들어가서 단맛을 내기 때문에 아이가 복용하기 좋습니다.

아이의 성장이 많이 느린 편이라면, 녹용을 함께 복용해도 좋습니다. 적절한 처방에 녹용을 추가로 사용하면, 면역 기능 향상에 도움이 됩니다. 녹용은 조혈작용이 있어 성장하는 뼈에 혈액을 충분히 공급하는 역할도 합니다.

소청룡탕^(小靑龍湯)

청대(淸代)의 『의방집해(醫方集解)』와, 우리나라의 『동의보감(東醫寶鑑)』과 『방약합편(方藥合編)』에 수록되어 응용되고 있는 처방입니다.

『동의보감』에서는 "상한에 표증이 풀어지지 않았는데 명치에 수기(水氣)가 있어서 헛구역질하고 기가 거슬러 오르며, 열이 나고 기침을 하며, 숨이 찬 경우를 치료한다. 마황·작약·오미자·반하(법제한다) 각 1.5돈, 세신·건강·계지·감초(굽는다) 각 1돈. 이 약들을 썰어 1첩으로 하여 물에 달여 먹는다. 이것을 먹고 갈증이 나는 것은 이기(裏氣)가 따뜻해져 수기가 흩어지기 때문이다."라고 되어 있습니다.

임상응용에 있어 이 처방은 상한(傷寒)의 표증(表證)이 불해(不解)하고 심하(心下)에 수기(水氣)가

BYT 보중익기탕

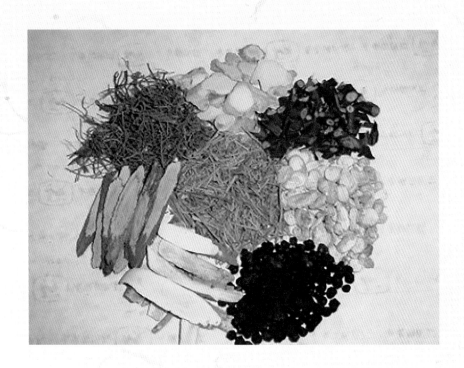

있어 헛구역질하며, 발열하면서 기침을 하되 숨이 차기도 하며, 혹은 입이 마르고 소변이 불리(不利)하여 아랫배가 창만(脹滿)하고 숨이 차서 눕지 못하는 증상을 치료합니다. 또 이 처방은 해수, 호흡곤란의 대표적인 처방입니다.

이상과 같은 효능은 한의학적으로는 평소부터 담음(痰飮)을 가진 사람이 풍한(風寒)에 걸리면 폐의 선산(宣散)·숙강(肅降)이 저해됨으로써 담음이 움직여 많은 양의 담이 기도(氣道)를 막기 때문에 호흡이 곤란해지고 해수를 일으키게 됩니다. 이러한 경우 이 처방을 응용하여 발한·해열·호흡곤란 개선·진해·거담·이뇨·혈행촉진·자양강장 등의 효과를 얻게 됩니다.

보중익기탕(補中益氣湯)

보중익기탕은 동의보감(東醫寶鑑)에 나온 처방으로 온 몸이 노곤하고 오후마다 미열이 나며 식은 땀이 나고 머리가 아프며 식욕이 부진하고 추위를 몹시 타는 데 사용합니다. 또 결핵성 질병을 비롯한 만성 소모성 질병, 위하수증을 비롯한 내장하수, 여름타기, 만성 대장염, 허약자의 음위(陰痿), 일련의 출혈 등에 쓸 수 있습니다. 황기(黃耆) 6g, 인삼(人參)·백출(白朮)·감초(甘草) 각 4g, 당귀(當歸)·진피(陳皮) 각 2g, 승마(升麻)·시호(柴胡) 각 1.2g을 사용한 약을 1첩으로 하여 물에 달여서 먹거나 가루 내어 꿀로 환제를 만들어 한 번에 8~12g씩 하루 3번 먹기도 합니다.

기혈(氣血)이 부족한 데, 감기에 걸려 열이 나고 머리가 아프며 식은땀이 나고 오슬오슬 추우며 온 몸이 몹시 피곤하고 기운이 없는데 씁니다. 도씨보중익기탕(陶氏補中益氣湯)이라고도 합니다.

소건중탕(小建中湯)

소건중탕은 동의보감에서 백작약(白芍藥) 20g, 계지(桂枝) 12g, 자감초(炙甘草) 4g, 생강(生薑) 5쪽, 대조(大棗) 4개로 처방되는 약재입니다. 허로(虛勞)로 배가 땅기고 아프며 덥게 하면 통증이 덜해지고 식욕이 부진하며 몸에 열감이 나고 손발바닥이 달아오르며 팔다리가 저리고 아프며 가슴이 두근거리고 답답하며 저절로 땀이 나고 유정(遺精), 동설(洞泄)이 있는데 씁니다. 만성 위염, 위십이지장 궤양, 위신경증, 자율 신경 실조증, 심장 신경증 등에도 쓸 수 있습니다. 위의 약을 1첩으로 하여 물에 달여서 찌끼를 버린 다음 엿 40g을 넣고 녹여 먹습니다.

폐COPD yd1104 복합약물

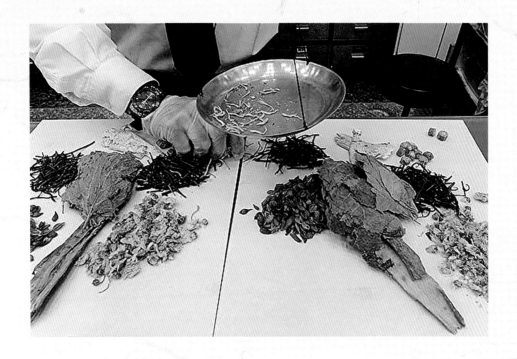

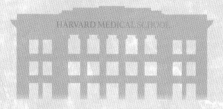

COPD 복합요법,
하버드 메디컬스쿨을 가다

김남선 박사 | 지음

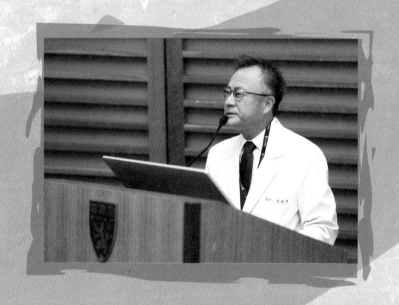

세계 의료계가 주목하는 COPD 한방 복합약물요법
50만여 명의 폐질환 환자 진료기록을 바탕으로 처방

목차

제1부

세계가 인정한
COPD
한방복합약물요법

1. 하버드메디칼스쿨의
   한방약물복합요법 강의 논문

하버드 COPD 강연

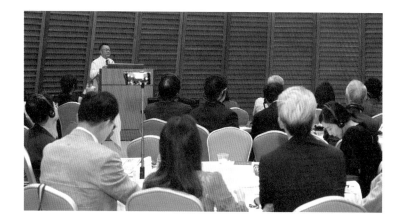

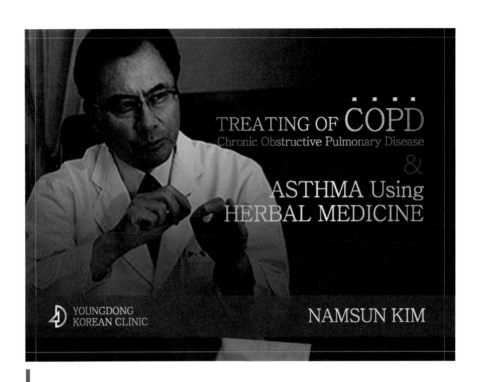

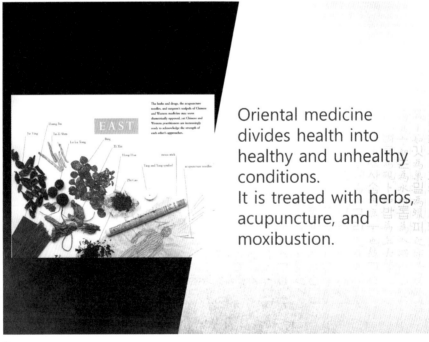

Oriental medicine divides health into healthy and unhealthy conditions.
It is treated with herbs, acupuncture, and moxibustion.

한의학은 건강한 상태로 만들기 위해 약초, 침, 뜸을 이용한다.

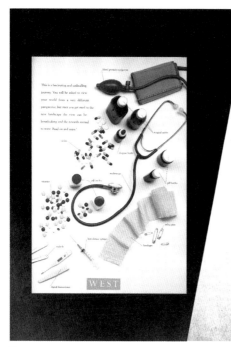

Western medicine classifies disease and disease-free conditions and treats them with drugs and scalpels.

▌ 양의학은 질병을 없애기 위해 약과 외과적 도구를 사용한다.

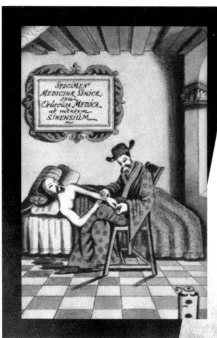

Oriental Medicine
- Based on the holistic concept
- Acupuncture, herbal remedies ,diet, meditation, and both static and moving exercise
- Yin and Yang / The Five Elements

▌ 전체주의적 관념에서 시작한 동양의학

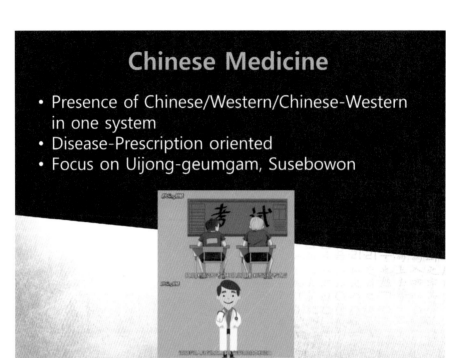

중의학은 중의/서의/중서의가 일원화 체계에서 존재한다.

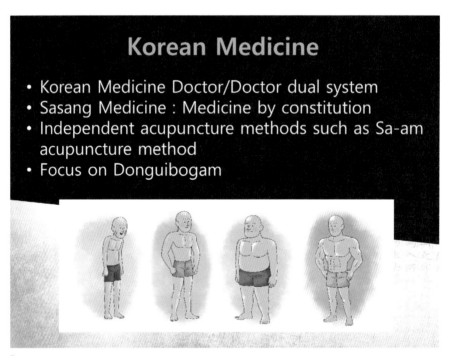

한의학은 힌의/양의 이원화 체계이며 사상의학이 특징이다.

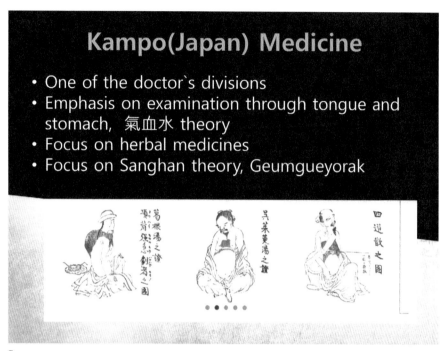

일본 캄포의학은 분과로 존재하며 한약처방에 주력한다.

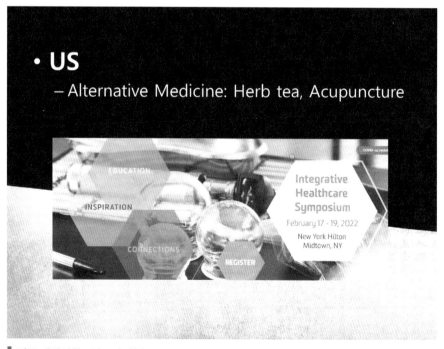

미국 대체의학 : 허브티, 침술

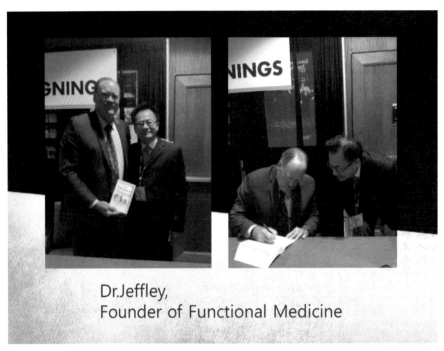

Dr.Jeffley,
Founder of Functional Medicine

기능의학 창립자 제프리 박사

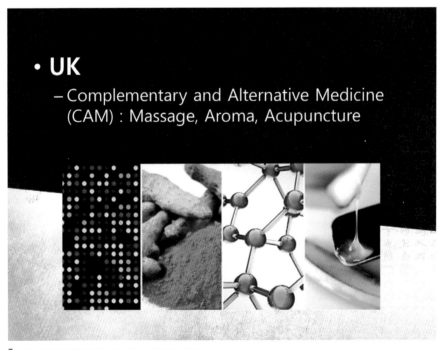

• **UK**
 – Complementary and Alternative Medicine
  (CAM) : Massage, Aroma, Acupuncture

영국 보완대체의학 : 미사지, 아로마, 침술

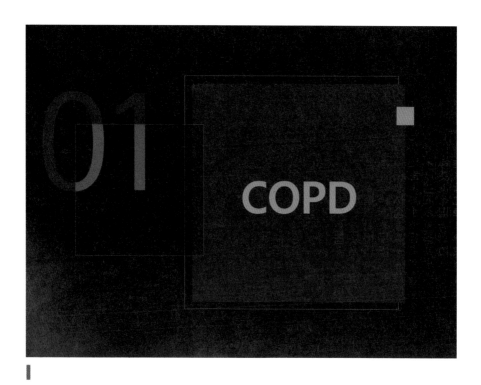

Illustration COPD

PURPOSE
-

The Executive Director of The Veterans Health Administration of the Korean National Office says that COPD Patients who Smoke above 1box of cigarettes are 3.3milions above 40's. They have been smoking for 20years. Seniors over 65years old have COPD 7%. This means 560.000 people have Pulmonary Disease In Korea.

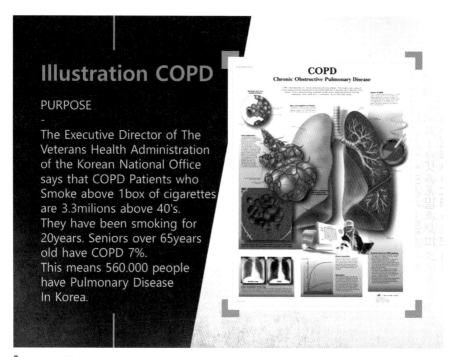

COPD의 발병률을 높이는 흡연

COPD

In the begining stages of COPD, patients almost have no sym
ptoms of coughing, frothy sputum, dyspnea similar to bronch
ial asthma. So, they don't know they have lung disease.
YD CLINIC reported treating COPD PATIENTS for one year wit
h cocktail herbal medicin. They found this medicine was very
effective for treating COPD.

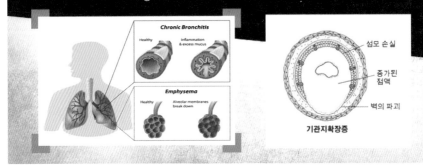

▌COPD는 초기에 별다른 증상이 없다.

ASTHMA

According to the Korean Association of Asthma and Allergy,
the prevalence among young adults (19-49 years of age) is
steadily increasing. However, only 8% of patients with asthma
have well-controlled asthma, and 47% of patients have
experienced an acute exacerbation in the past year.
As previously described, YD CLINIC's cocktail herbal medicine
is also effective in controlling asthma symptoms.

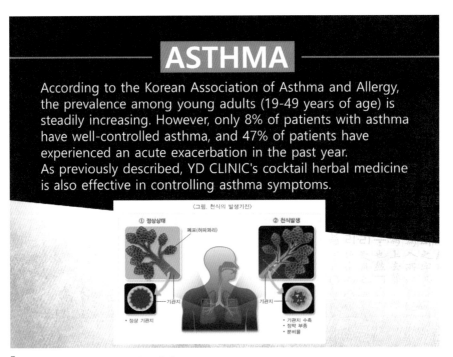

▌발병률이 계속 증가히고 있는 천식

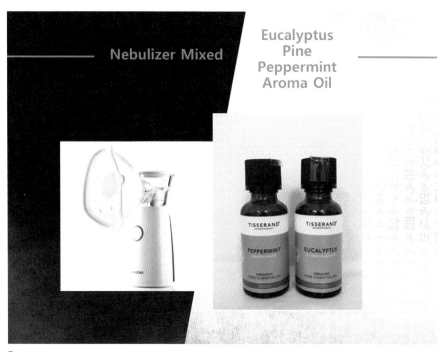

네뷸라이저 치료 : 아로마 오일

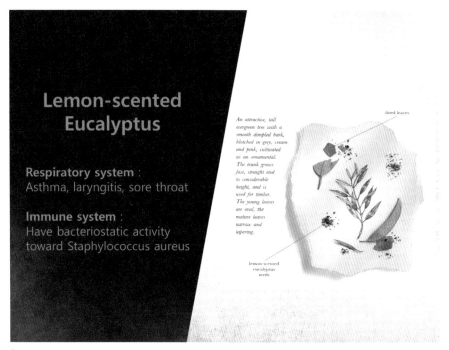

유칼립투스 : 호흡기, 면역계 작용

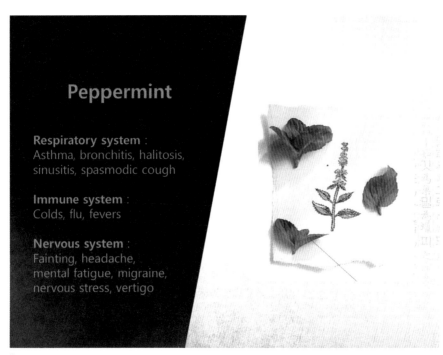

Peppermint

Respiratory system :
Asthma, bronchitis, halitosis,
sinusitis, spasmodic cough

Immune system :
Colds, flu, fevers

Nervous system :
Fainting, headache,
mental fatigue, migraine,
nervous stress, vertigo

페퍼민트 : 호흡기, 면역계, 신경계 작용

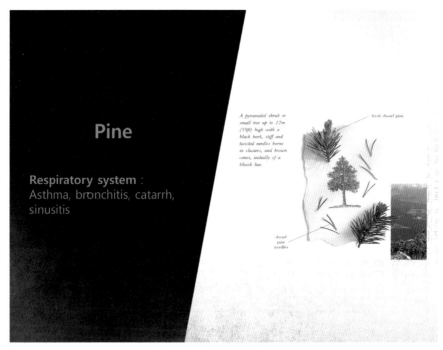

Pine

Respiratory system :
Asthma, bronchitis, catarrh,
sinusitis

A pyramidal shrub or
small tree up to 12m
(39ft) high with a
black bark, stiff and
twisted needles borne
in clusters, and brown
cones, initially of a
bluish hue.

fresh dwarf pine

dwarf
pine
needles

솔잎 : 호흡기 작용

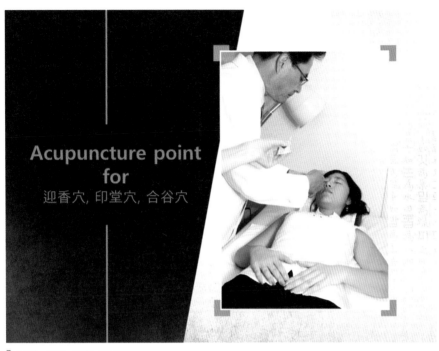

▌ 취혈 : 인당, 영향, 합곡

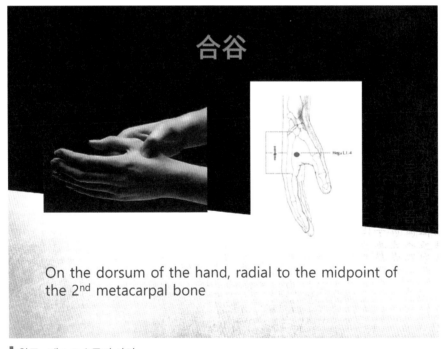

On the dorsum of the hand, radial to the midpoint of the 2nd metacarpal bone

▌ 합곡 : 제 1, 2 손등뼈 사이

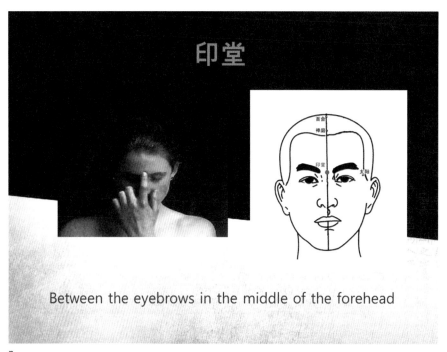

印堂

Between the eyebrows in the middle of the forehead

인당 : 눈썹 사이 중앙

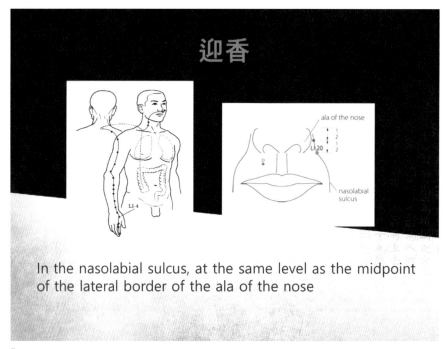

迎香

In the nasolabial sulcus, at the same level as the midpoint of the lateral border of the ala of the nose

영향 : 콧방울 옆, 팔자주름 위

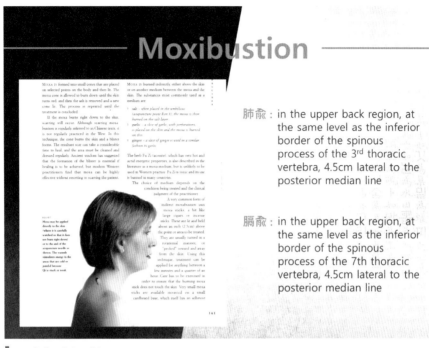

뜸 자리 : 폐수, 격수

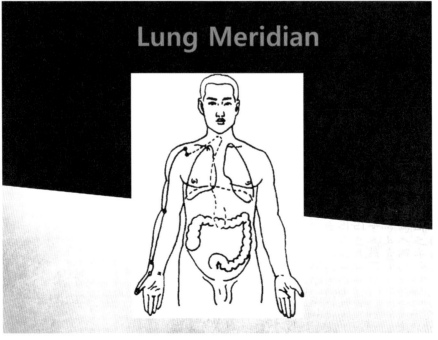

폐수태음폐경

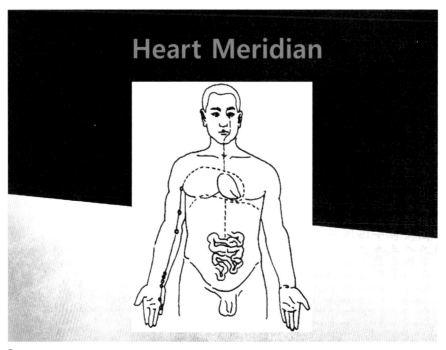

수소음심경

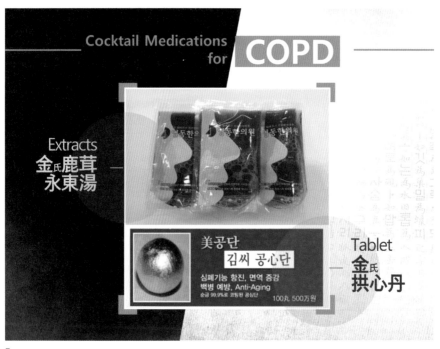

COPD 치료를 위한 한방복합약물 카테인 요법

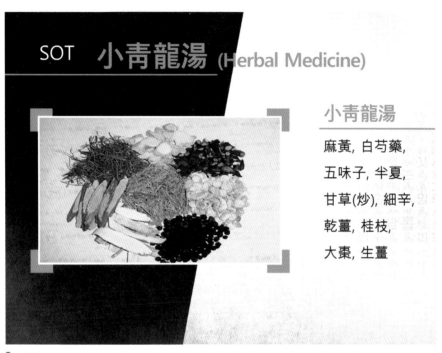

소청룡탕

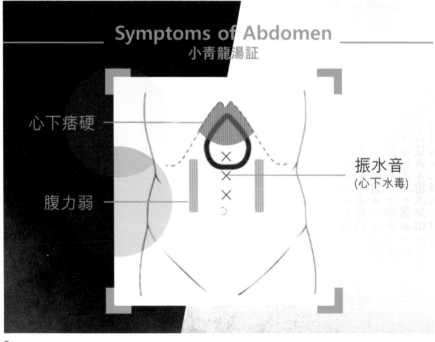

복진증상 : 심하비경, 복력약, 진수음

K·SOT 金氏永東湯 (Herbal Medicine)

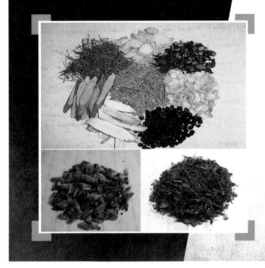

小靑龍湯 +
辛夷花, 金銀花,膠飴

麻黃, 白芍藥,

五味子, 半夏,

甘草(炒), 細辛,

乾薑, 桂枝,

大棗, 生薑,

膠飴,辛夷花,

金銀花

김씨영동탕 : 소청룡탕+신이화, 금은화, 교이

K·NYT 金氏鹿茸永東湯 (Herbal Medicine)

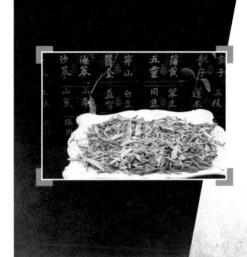

COPD 喘息

녹용 녹각교, 홍화자,
토사자, 우슬, 속단 +
麻黃, 白芍藥, 五味子,半夏,
甘草(炒), 細辛, 乾薑, 桂枝,
吉梗, 石高, 辛夷花,
金銀花, 柴胡, 黃芩, 連翹,
川芎, 蒼耳子, 防風, 荊芥,
葛根, 三白草, 楡根皮,
白芷, 薄荷, 藿香, 杏仁,
麥門冬, 桑白皮, 大棗, 生薑

김씨녹용영동탕

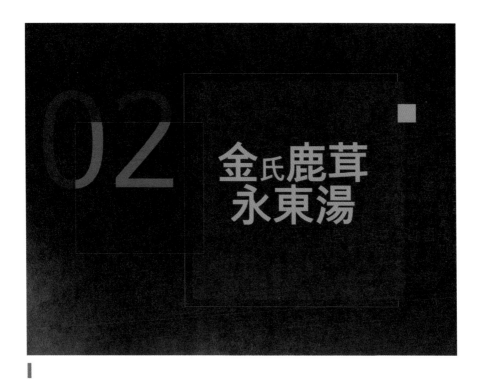

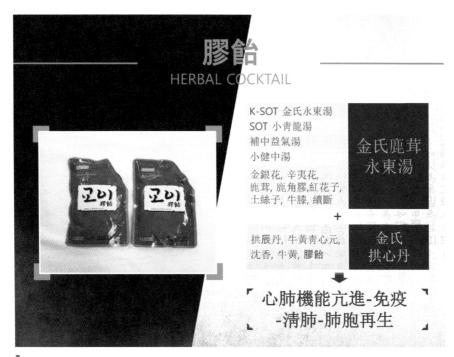

김씨녹용영동탕+김씨공심단 : 심폐기능항진, 청폐, 폐포재생

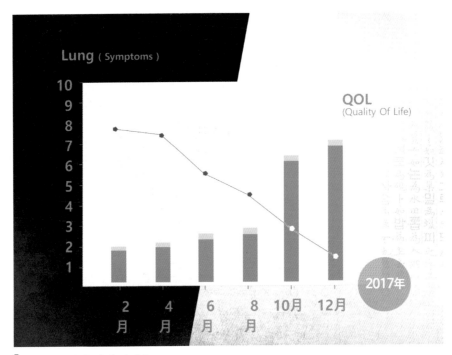

칵테일 요법 후 삶의 질 상승

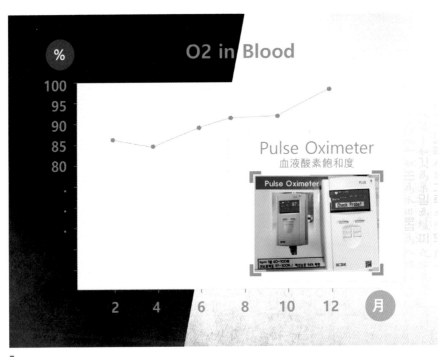

칵테일 요법 후 산소포화도 증가

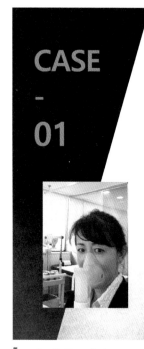

CASE -01

54 years old female Japanese

Chief symptoms :

Reagain bronchial asthma and COPD action, coughing sputum, nasal allergy and airway congestion. She goes to hospital 2-3times every years for treating asthma. Tokyo friend said to visit YD CLINIC in seoul.

Progress :

She comes my clinic once two month from Tokyo to Seoul, her respiratory conditions are improving very much in this year. She is taking medicine of herbal, 鹿茸永東湯, 金氏拱心丹 mixed by 小靑龍湯.

Keiko상 치료 예시

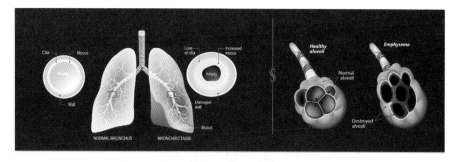

COPD

韓国のCOPD患者の大部分が鼻のアレルギーによる口呼吸習慣、喫煙、微細粉塵、そしてずっと続くキッチンガスが主な原因となる。アレルギー疾患や肺疾患の専門病院であるYDクリニックでは、2017年の１年間に来院した患者を中心に小靑龍湯、小健中湯、補中益氣湯そして鹿茸、 辛夷花、 金銀花を併合したカクテル複合薬がCOPDの治療に最大化されたことをここに報告する。

A78 year old male, taxi driver

chief symptoms :

cough, sputum, blocking of the lung airways. He had gone to The emergency room 1-2times a Year before. In the morning and evening he had watery sputum, coughing and complains of weakness in his entire body. Also, he lost around 10kg.

Progress :

Taking herbal medicine, patients lung condition were improving a lot, they didn't have any symptoms of bronchi and lung. The QOL(QUALITY OF LIFE)are very good, level 3 to 9 up-grade.

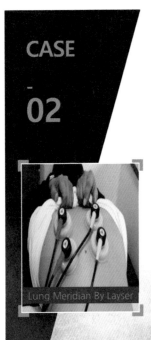
Lung Meridian By Layser

78세 남성 폐기종 환자 치료예시

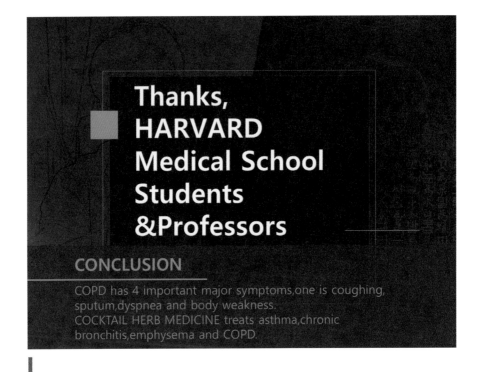

Thanks, HARVARD Medical School Students &Professors

CONCLUSION

COPD has 4 important major symptoms,one is coughing, sputum,dyspnea and body weakness.
COCKTAIL HERB MEDICINE treats asthma,chronic bronchitis,emphysema and COPD.

2. 일본 동양의학회의 COPD 한방치료 강의 논문

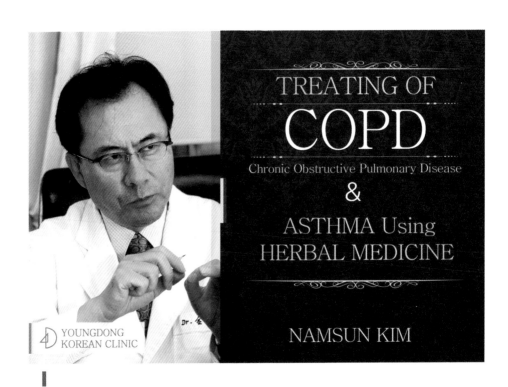

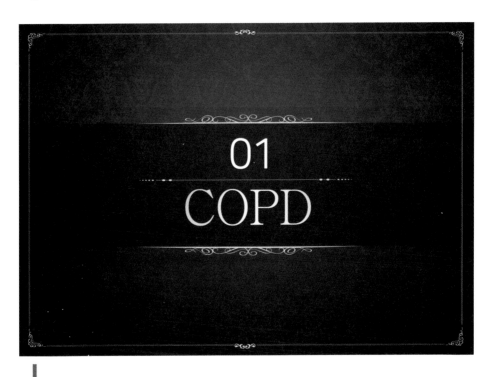

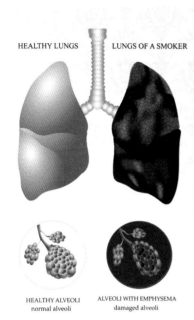

HEALTHY LUNGS　　LUNGS OF A SMOKER

HEALTHY ALVEOLI
normal alveoli

ALVEOLI WITH EMPHYSEMA
damaged alveoli

Illustration COPD

PURPOSE

大韓民国、保健福祉部のデータによるとCOPD患者が40歳以上で20年間一日一箱以上タバコを吸った人の中で330万人に報告されており、65歳以上の高齢者の７％がCOPDに苦痛を受けている。慢性閉塞性肺疾患の初期には咳、痰、呼吸困難など呼吸器症状がほとんど無く治療の時期を逃す場合がほとんどである。単純に無気力になって体重が減少し、COPDが悪化することが一般的である。

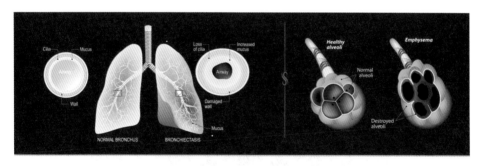

COPD

韓国のCOPD患者の大部分が鼻のアレルギーによる口呼吸習慣、喫煙、微細粉塵、そしてずっと続くキッチンガスが主な原因となる。アレルギー疾患や肺疾患の専門病院であるYDクリニックでは、2017年の１年間に来院した患者を中心に小青龍湯、小健中湯、補中益氣湯そして鹿茸、　辛夷花、　金銀花を併合したカクテル複合薬がCOPDの治療に最大化されたことをここに報告する。

폐COPD는 폐섬유화증, 폐기종, 천식, 기관지확장증으로 분류된다.

Nebliser Mixed

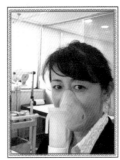

Ogawa 小川惠子

Eucalyptus pine Peppermint Aroma Oil

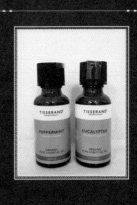

▌일본 케이코 환자치료 case

CASE 01

🔖 54歳女性
呼吸困難、咳繰り返され喘息の発作は頻繁に起こり、会社生活が困難であった。その時、病院の治療をしたが一進一退であった。東京の友達の勧誘で、訪問CASE。

🔖 既往歴
学生時代からアレルギーの口呼吸の習慣、喘息の咳で病院頻繁に訪問して、辛いと学校も欠席した。アメリカ留学時代にも花粉、カーペットダニ、鼻水、鼻詰まり、咳に悩まされた経験あり。

🔖 家族歴
今、親と子の両方のアレルギー所有した経歴があるという。息子はアレルギー性鼻で春、秋季節の変わり目に鼻水、鼻づまり、皮膚、目、鼻のかゆみ訴える。本院でアレルギーの薬小青竜湯2ヶ月の服用で好転した。

🔖 現病歴
咳が出て頻繁に呼吸が辛い。全身無力で胸の圧迫感がある。消化が弱く食欲ない。CPAに海外出張が頻繁で、よりひどい疲労を訴えて海外滞在時に喘息、COPD発作心配に憂鬱になり、いつもの薬を所持して通う。

🔖 経過
COPD、喘息の治療カクテル療法薬　鹿茸永東湯と金氏拱心丹、小青龍湯複合薬の処方で2ヶ月に一度、ソウル泳東医院を訪問。今現在6ヶ月の治療で90％以上の治療された。咳、痰、呼吸困難、全身の疲れすべて消失した。

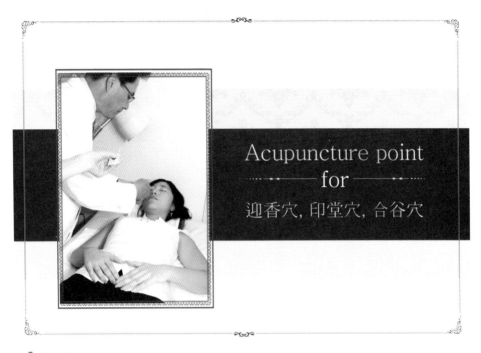

Acupuncture point
for
迎香穴, 印堂穴, 合谷穴

침구치료

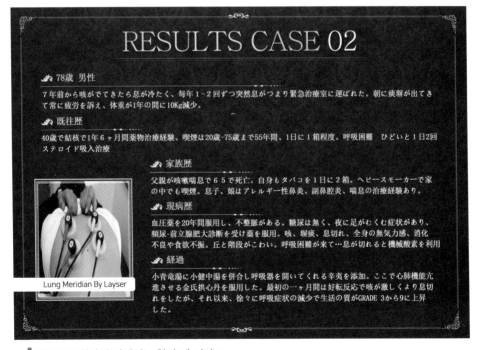

RESULTS CASE 02

78歳 男性
7年前から咳がでてきたら息が冷たく、毎年1−2回ずつ突然息がつまり緊急治療室に運ばれた。朝に痰塀が出てきて常に疲労を訴え、体重が1年の間に10Kg減少。

既往歴
40歳で結核で1年6ヶ月間薬物治療経験、喫煙は20歳-75歳まで55年間、1日に1箱程度。呼吸困難 ひどいと1日2回ステロイド吸入治療

家族歴
父親が咳嗽喘息で65で死亡。自身もタバコを1日に2箱。ヘビースモーカーで家の中でも喫煙。息子、娘はアレルギー性鼻炎、副鼻腔炎、喘息の治療経験あり。

現病歴
血圧薬を20年間服用し、不整脈がある。糖尿は無く、夜に足がむくむ症状があり、頻尿・前立腺肥大診断を受け薬を服用。咳、塀痰、息切れ、全身の無気力感、消化不良や食欲不振。丘と階段がこわい。呼吸困難が来て…息が切れると機械酸素を利用

経過
小青竜湯に小健中湯を併合し呼吸器を開いてくれる辛夷を添加。ここで心肺機能亢進させる金氏拱心丹を服用した。最初の一ヶ月間は好転反応で咳が激しくより息切れをしたが、それ以来、徐々に呼吸症状の減少で生活の質がGRADE 3から9に上昇した。

Lung Meridian By Layser

폐COPD 환자의 심폐기능 향상 폐 경락 Laser

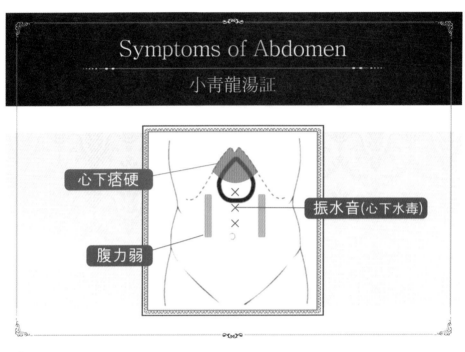

복진

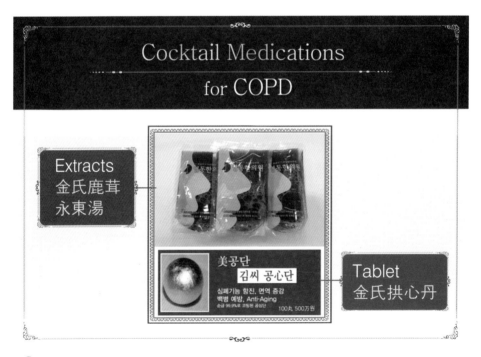

COPD 칵테일 복합요법

SOT 小青龍湯

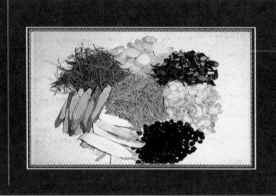

小青龍湯

麻黃, 白芍藥,
五味子, 半夏,
甘草(炒), 細辛,
乾薑, 桂枝,
大棗, 生薑

K·SOT 金氏永東湯

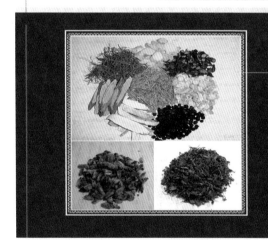

小青龍湯 +
辛夷花, 金銀花, 膠飴

麻黃, 白芍藥,
五味子, 半夏,
甘草(炒), 細辛,
乾薑, 桂枝, 大棗,
生薑, 膠飴, 辛夷花,
金銀花

┃COPD 김씨 영동탕 효과

K·NYT 金氏鹿茸永東湯

COPD 喘息

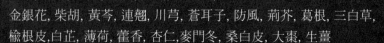

녹용 녹각교, 홍화자, 토사자,
우슬, 속단 +
麻黃, 白芍藥, 五味子, 半夏, 甘草(炒),
細辛, 乾薑, 桂枝, 吉梗, 石高, 辛夷花,
金銀花, 柴胡, 黃芩, 連翹, 川芎, 蒼耳子, 防風, 荊芥, 葛根, 三白草,
楡根皮, 白芷, 薄荷, 藿香, 杏仁, 麥門冬, 桑白皮, 大棗, 生薑

COPD와 천식

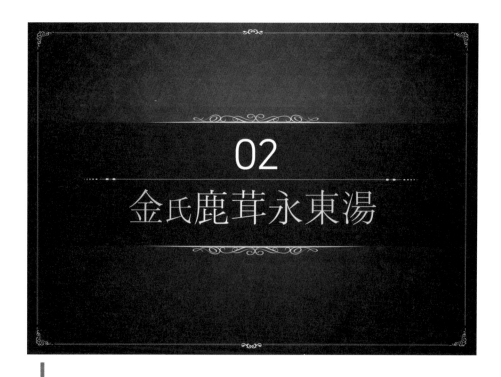

02
金氏鹿茸永東湯

132

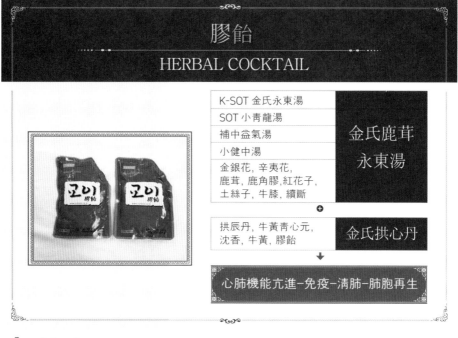

▌교이의 효과

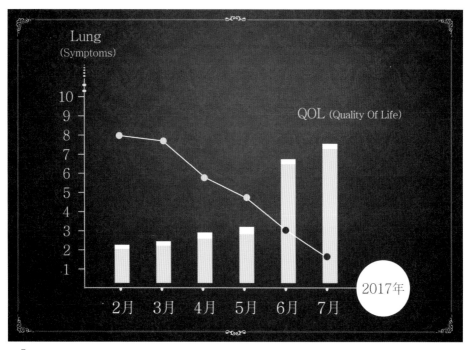

▌폐COPD, 생활의 질 향상도

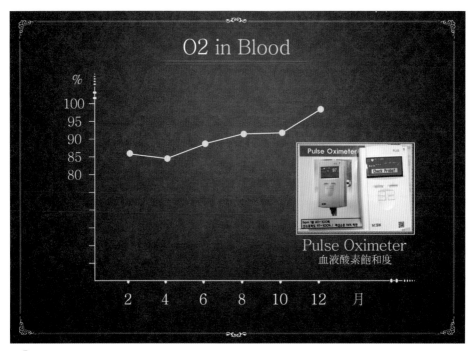

▌폐 산소포화도 97% 이상 정상 수치

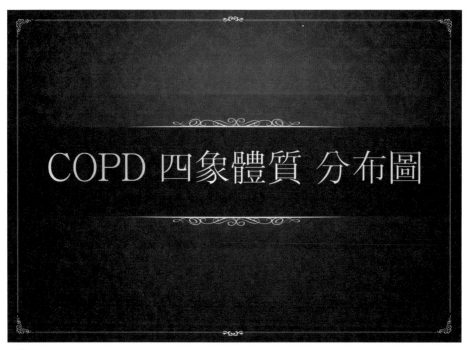

▌사상체질에 따른 폐COPD 환자 분포

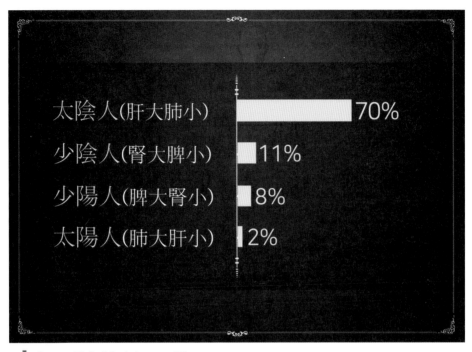

폐COPD 환자 태음인이 70% 이상

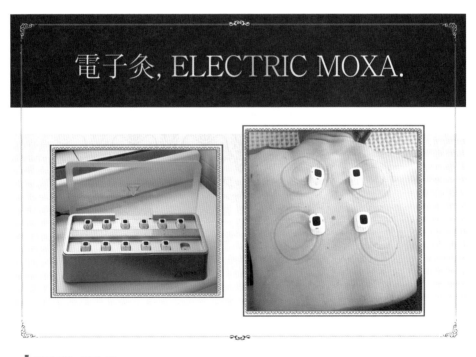

연기 없는 전자 뜸

02, 酸素療法

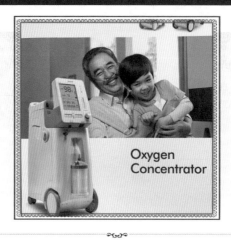

Oxygen Concentrator

▌산소요법

蔘鷄湯, COPD患者 여름 補陽食

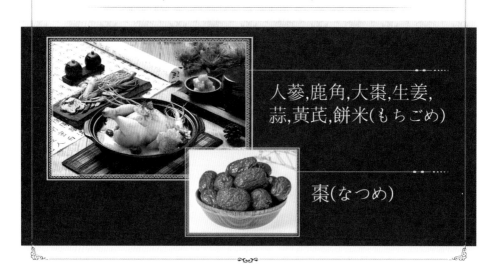

人蔘,鹿角,大棗,生姜,
蒜,黃芪,餠米(もちごめ)

棗(なつめ)

▌COPD 환자의 여름 보양 보기식단

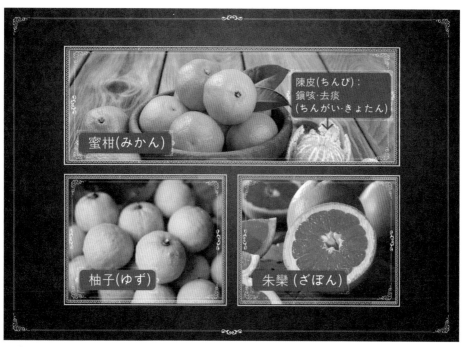

유자, 모과, 자몽이 COPD 환자에 좋다.

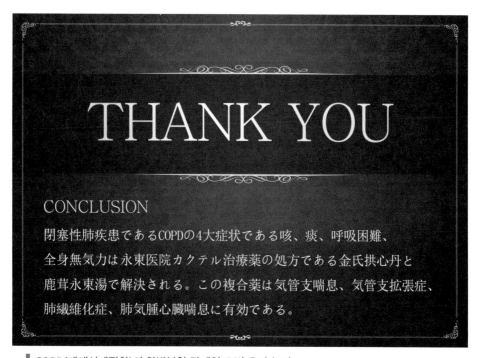

COPD(폐쇄성폐질환)의 한방복합 칵테일 요법 효과 높다.

3. 중국 상해학회 COPD 논문 발표

COPD 中国上海学会

COPD 中国上海学会　上海中医医院

标题：肺 COPD 韩方疗法 鸡尾酒组合药物导致了 治愈革命 ....

＂金氏鹿茸永东汤"可以治疗 呼吸困难，咳嗽，痰， 和 慢性无气力症 再生免疫和清肺 还有心肺机能亢进的 ＂金氏拱心丹" 合并特效。

COPD 临床经验 报告

PERPOSE

根据 大韩民国 福利保健部的资料上 以根据,在40岁以上COPD患者中, 20年期间据报道 每天 吸烟超过 一盒以上的人达道330万人。

65岁以上的 老人中 7%是 因 COPD 而受到痛苦。在慢性阻塞性肺部疾病的 初期 ,咳嗽, 痰, 呼吸困难等 呼吸器症状 几乎没有

大部分都 错过了治疗时机最常见原因。随着变得无力, 体重减少 COPD恶化是通常的。

韩国大部分 COPD患者都是 由 过敏性鼻炎引起的鼻塞 口呼吸习惯， 香烟及各种导致的， 灰尘 并持续不断的 厨房 用气 是 主要原因。

过敏性疾病和 肺部疾病 专业医院的 永东韩医院 以 2017年 一年间 来院的患者为中心 小青龙汤, 小建中汤

合并的 补中益气汤 鸡尾酒复合药物 据报道 治疗COPD 极最大化。

RESULT

案列1） 78岁的 男子 主诉：从七年之前开始有咳嗽， 气喘 每年 1-2回 突然呼吸堵塞 被送进急诊室。

早上 出痰， 呼喊着经常感到疲劳, 一年之间体重减少了10KG 。

既往歷：40岁时因结核, 1年6个月治疗药物经验， 从 20岁-75岁 开始吸烟 一共 55年 每天 吸 一盒 程度。

所以 呼吸困难 严重时 一天2次 治疗类固醇吸入。

家族歷：父亲 因海水 哮喘而65岁死亡, 父亲也是 每天吸 2盒香烟 是海雨吸烟者 因在家里吸烟。

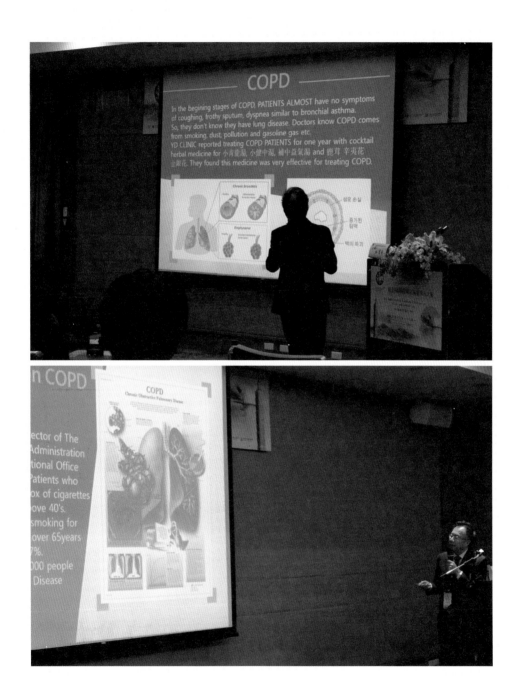

儿子,女儿,经历过, 过敏性鼻炎, 鼻窦炎症, 有哮喘治疗经验。

现病歷：服血压药 20 年 有心律失常 无糖尿, 晚上有腿部肿胀, 尿频 ,前列腺肥大诊断后服药 还有 咳嗽, 痰喘.全身无力感 , 消化不良和无胃口。

看到 山丘和楼梯时 有点害怕 会出现呼吸困难 但还是 气喘时使用机械氧气。

经过：在小青龙汤中合并小建中汤 增加 揭开呼吸气的 神异花, 关于炎症和清肺的药物 也增加 金 银花 在加上服用了心肺功能亢进的"金氏拱心丹"

第一次开始的时候 一个月是 好转反应时期 咳嗽 痰多,呼吸更急促,但此后随着呼吸症状逐渐减少, 生活中的质量GRADE 3开始上升到9。

案列2）：一名54岁的妇女 主诉：反复呼吸困难和咳嗽 哮喘随时发作 所以 社会生活 很艰难, 那 时候上医院治疗 但还是 一进一退.

幸好 在 日本东京的 朋友劝告我 来本院就诊。

既往歷：从 学生时期开始 过敏导致口呼吸习惯,因为哮喘 咳嗽 经常访问医院, 要是很累的时 连 学校也缺课堂。

在美国留学时,因为花粉, 地毯, 尘螨 ,鼻涕, 鼻塞 ,咳嗽而受苦的经验。

家族歷：现在 父母和儿子都有 过敏性症状 都是因家挺的来历 。

儿子 因过敏性鼻炎 在 春秋换季节期 流鼻涕， 鼻塞， 皮肤， 眼睛， 呼喊着鼻子痒。

在 本院服用了 2个月的 过敏性药 小青龙汤 病情都已经好转了。

现病后：咳嗽,经常呼吸困难,全身无力 胸部有压力感, 还有消化能力软弱 没有口味。

因cpa 出国出差频繁, 身体更加疲劳 在海外滞留时 , 担心哮喘COPD发作,很忧郁 所以经常携带药 物。

经过：COPD 治疗哮喘 鸡尾酒疗法"金氏鹿茸永东汤"和 "金氏拱心丹"复合药物 处方所以每2个月 一次来本院 首永东韩医院访问。

现在目前 治疗6个月以上 完全治愈90％ , 咳嗽, 咳痰, 呼吸困难 全身疲劳 一切都消失了。

CONCLUSIONS

肺阻塞性, 肺疾病 因COPD 4大症状 咳嗽, 痰, 呼吸困难 全身无气力症 永东韩医院处方鸡尾酒 "金氏鹿茸永东汤"和"金氏拱心丹"一切都能解决。

这 复合药物是 支气管哮喘,支气管扩张症, 肺纤维化症, 肺气肿及 心脏哮喘 特有效。

KEY WORDS：COPD,KIM＇S 鹿茸永东汤 , 拱心丹, 小青龙汤

한방약물 칵테일 복합요법 쓴
국제공인회계사 게이코 씨의 사례

"이젠 **마음껏 호흡하고** 비행기도 탈 수 있어 감사합니다."

환자 중 일본인 고가와 게이코(小川慶子)씨의 경우 내방 당시 그녀는 53세로 휜칠한 키에 미모를 갖춘 국제공인회계사(CPA)였다.

도쿄 긴자에 있는 다국적보험회사에 근무하는 그녀는 전 세계를 누비며 열정적으로 일하고 있었다. 그러나 수년 전부터 COPD로 기침, 가래, 호흡곤란이 있었고, 갑자기 천식 발작과 색색하는 증상으로 응급실을 여러번 실려 갔다고 한다. 기침, 가래, 색색하는 숨찬 증상이 자주 심해져 고통을 받고 있었다.

국내 환자들과 똑같이 잘 처방된 한방 탕과 전자 뜸, 전기 침 그리고 기관지와 폐의 경락 레이저 치료를 받았다. 한 달에 한 번씩 도쿄에서 비행기로 날라와 재활치료와 한방약물 칵테일 복합치료를 받았다. 의사를 믿고 따라오는 열정에 놀랐다.

치료를 시작한 2개월 후 기침과 가래, 호흡곤란 증상이 사라지고 가슴 압박감도 호전되었다고 했다. 제일 힘들어 했던 장거리 비행이었는데 이것도 괜찮다며 몹시 기뻐했다. COPD에 의한 전신무력, 피로감도 없어졌다고 했다.

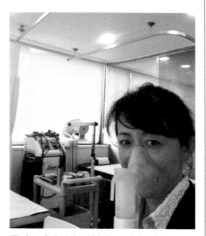

국제공인회계사 일본인 고가와 게이코 (小川慶子)씨

6개월 후 COPD가 완전히 회복되었으니 재발을 막기 위해 6개월 더 복약할 것을 권유했더니 기쁘게 받아들였고 완치 후에도 간간히 연락을 하고 있다. 게이코씨처럼 담배를 피우지 않았던 사람도 미세먼지나 알레르기 물질 혹은 회사의 과중한 업무. 수면부족, 스트레스 등 수없이 많은 유발인자가 발병을 일으킨다. 게이코씨 치료는 한의사로 큰 보람을 느끼는 순간이었다.

141

4. 세계인의 이목을 집중시킨 복합약물요법 강의 화보

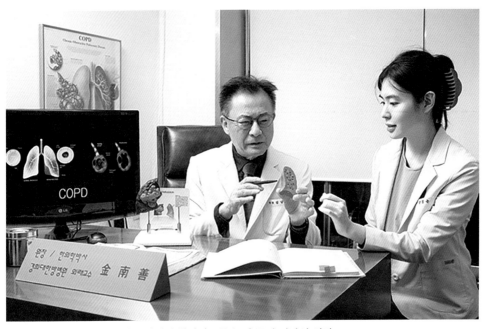

서울 논현동 영동한의원에서 부원장과 환자진료를 논의 중인 김남선 원장.

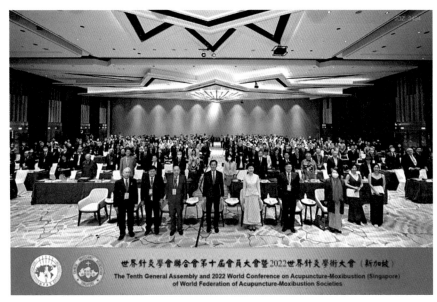

2022년 싱가포르에서 열린 세계침술학회 학술대회 광경.
김남선 박사가 이 대회 강사로 초청받아 강의했다.

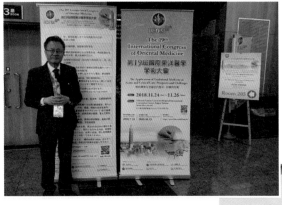

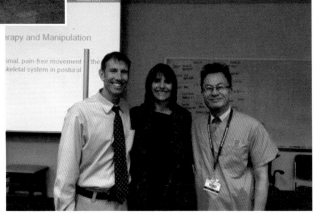

2018년 미국 라스베가스에서 열린 국제동양의학회 세미나 강연 후
주최측 관계자들과. Dr. Lake 교수, Dr. Lisa 교수, 영동한의원 김남
선 박사

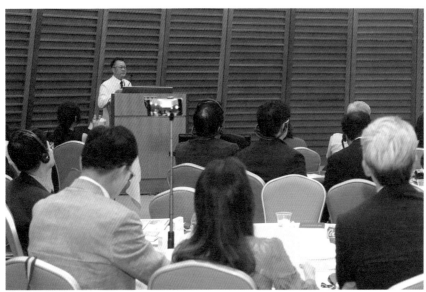

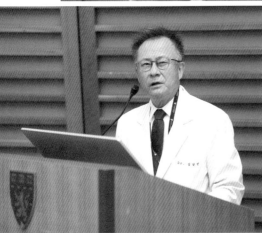

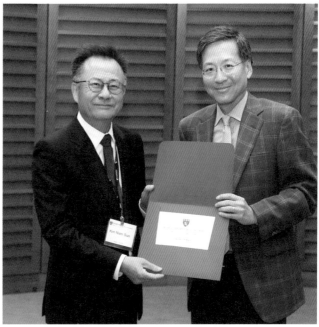

김남선 박사가 2022년 미국 하바드대학 메디컬센터에서 한방호흡기 질환과 치료에 대한 논문 특강을 한 뒤 대학 스텐리쇼 학장으로부터 certificate를 받고 있다.

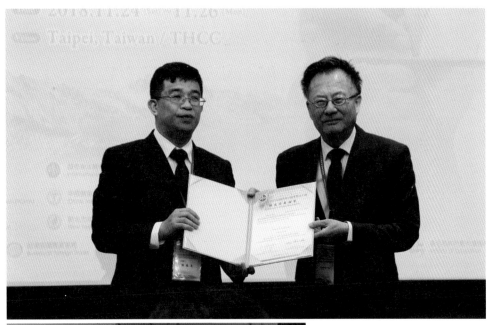

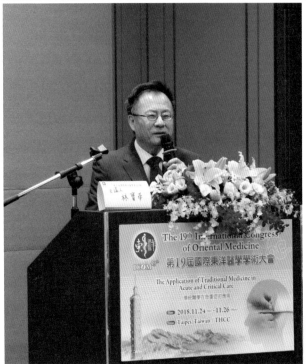

2018년 대만에서 열린 제19차 동양의학회 학술논문 발표회 강의.
강연을 마친 후 감사패를 받는 김남선 원장(위)

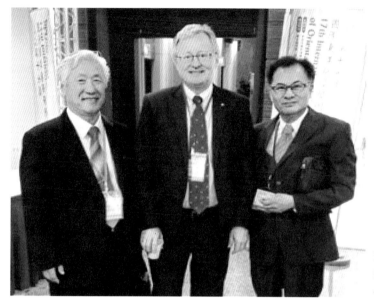

2016년 독일 루돌프바우어 교수
(가운데)와 동양의학 학술 협력을
논의한 후 기념사진을 찍었다.

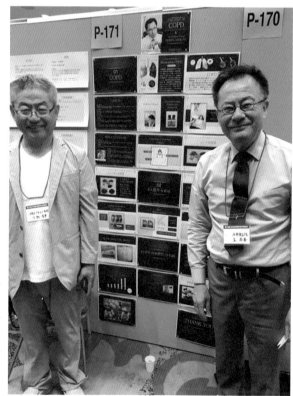

2019년 일본 동경 신주쿠
케이오플라자호텔 컨벤션에
서 열린 국제동양학회 강사
로 초청된 김남선 원장과 일
본 미야자키대학 의학대학
기요히데 내과클리닉 기요
히데 원장.

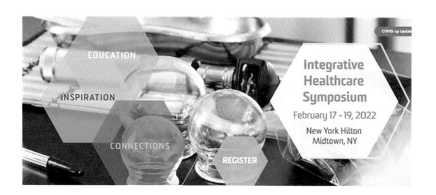

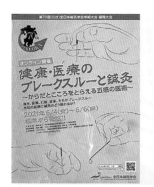

第70回
（公社）全日本鍼灸学会学術大会 福岡大会
The 70th Annual Congress of The Japan Society of Acupuncture and Moxibustion in Fukuoka

健康・医療の
ブレークスルー と鍼灸
〜からだとこころをとらえる五感の医術〜

2021年6月4日（金）〜6月6日（日）
会場：オンライン開催（福岡から配信）
大会会頭：九州看護福祉大学 教授 篠原 昭二
実行委員長：理事 兼 九州支部長 坂本 樹弘

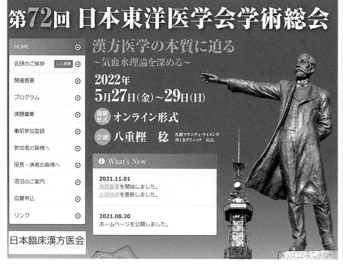

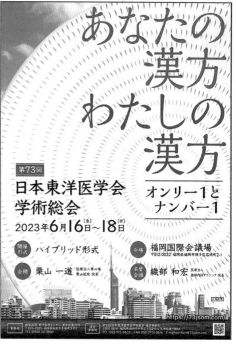

김남선 원장이 강사로 초청된 국제행사 포스터들. 위에서 부터 2022년
미국 뉴욕에서 열린 세계통합건강심포지움. 2021년 일본 후쿠오카에서
열린 건강의료세미나. 2022년 일본 임상한방의사회가 개최한 학술세
미나. 2023년 후쿠오카에서 열린 세미나.

제2부

언론을 통해 소개된
COPD 한방복합요법

조선일보

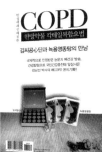
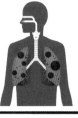
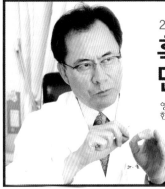

조선일보

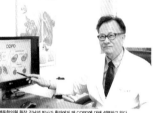
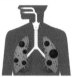
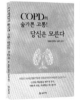
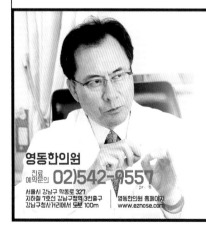

중앙일보

| 美國 하버드 메디칼 스쿨서 강연한 한방복합약물요법 |

국내 폐 COPD(폐섬유화증) 치료법 소개로 큰 관심과 인기 끌어
늘어나는 폐섬유화증의 위험을 경고하고 구체적인 대안 제시

수십만명의 폐질환 환자를 오랜 기간 진료해 얻은 노하우를 녹인 기록
저서 'COPD의 숨가쁜 고통 당신은 모른다'를 통해 상세하고 알기 쉽게 기술

국내에서 폐질환 진료한의원으로 40여년간 진료에 본 영동한의원 김남선 박사가 미국의 하버드 메디칼 스쿨에서 본인의 한국에서 진료하는 복합물치료법 소개, 먼지 의료인들로부터 큰 이목을 받는 동시에 한방에 대한 새로운 관심을 이끌어내었다는 평가를 받았다.

지난해 8월 2일부터 4일까지 진행된 이번 행사는 미국 하버드 의과대 세터에서 열렸다. 이날 김남선 박사는 '폐COPD복합약물치료(itn,CLT)+녹용영동탕'를 소개했으며 이번 강의는 미국 현지에서 열렸다는 점에서 그 의의가 깊다.

하버드 스텐리 샤오 교수가 시집 참장을 맡아 진행한 이번 강의에서 참석자들은 김남선 박사의 강의내용에 큰 관심을 보인 것으로 알려져 한의학에 대해 널리 알리는 계기가 되었다.

김남선 박사는 "미국 의료인들에게 한의학 연구 및 치료 효과를 보고 놀리워 했으며 임상데이터 및 수치 까지 기반한 설명에도 크게 세크했다"며 "국제적으로도 COPD 진료가 늘어나고 있는 만큼 앞으로 복합약

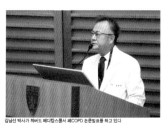
김남선 박사가 하버드 메디칼스쿨서 폐COPD 논문발표를 하고 있다

물치료법 강의요청이 더 많은 곳에서 이어질 것으로 보인다"고 말했다.

다양한 폐섬유화증의 증세

사람은 1분에 평균 12~20의 호흡을 하며, 이 때마다 폐 안의 페속 크게 팽창되었다가 다시 작게 줄어든다. 시간이 120초에 담기는 숨쉬기 운동을 하는 이러한 기본적인 설명 발달은 숨쉬기에 이상이 생기면 호흡을 할 때마다 버렸고 담담배지의 일상생활에서 큰 지장을 발게 된다. 호흡을 불편하게 만드는 다양한 폐질환이 있는데, 쌀선처럼 숨가빠지는 폐의 조직에 이상이 생기는 폐섬유화증이 대표적인 질환 중 하나이다.

폐의 '섬질'이 딱딱하게 섬유화되는 질환이며 방법 원인은 류마티스 질환이나 약물 복용, 방사선 노출 등에 의해 섬유화가 발생하기도 하지만 대부분 원인을 알 수 없는 특발성 폐섬유화증으로 진단된다. 현재까지도 흡연으로 인한 해악 질환의 지속적 인 축적, 미세먼지 등 환경 요인에의 노출, 유해 가스, 방사능, 석면 및 철 등으로 인해 폐가 손상되는 것으로 보고 있다.

폐섬유화증의 증상은 매우 다양하지만 ▶서서히 악화되는 마른 기침, 호흡 곤란이 대표적이며, 지속되는 요통 장애로 뒤 안의 산소가 부족해지며 ▶입술 주변이 과랗게 질리는 청색증 ▶손가락 끝이 둥글게 되는 손북동 등이 동반되기도 한다.

5세 이상의 연령에서 ▶마른 기침이 나거나 ▶운동을 할 때 호흡 곤란이 발생하고, ▶불편감이 점차 심해지며 ▶3개월 이상 증상이 지속되는 경우 주기적으로 검사를 받는 것이 좋다. 폐가 출연 이어진 이기가 시면, 문진이 깊이 난리는 궁사장 등에

확실한 치료법 없고 예후 불량해

복잡한 폐섬유화증이 무시운 이유는 증세만큼 효과적인 치료법이 아직 밝어지지 않았기 때문이다. 특히 폐 발생 폐섬유화증은 진단 후 5년 생 존율이 40%며, 1지에 대부분 진단 3~5년 후 사망하는 경우가 매우 불량하다. 때문에 진단 초기에 적극적으로 치료하는 것이 매우 중요하며, 폐가 딱딱해지는 섬유화가 더 심해지지 않도록 평생 보관, 석면 등 등으로 인해 폐가 손상아지 않도록 관리해야 한다.

서 근무한 경우에는 가벼운 증상도 주의 깊게 살피는 것이 중요하다.

폐와 심장을 함께 치료하는 김씨녹용영동탕

이러한 약제를 효과적으로 치방한 약이 이번 미국 하버드 강의에서 인정받은 영동한의원의 '김씨녹용영동탕'이다. 김씨녹용영동탕은 폐 기능을 개선시키는 효과적인 처방으로, 폐·기관지에 좋은 면역을 높여 나라 전신 면역력을 충전시키고 심 폐기능을 향상시키는 녹용, 녹각교 등이 더해져 폐섬유화증의 치료에 사용된다. 김씨녹용영동탕은 폐 뿐 아니라 심장 기능을 함께 개선시켜 폐섬유화증의 치료율을 높이는 것이 해심인데, 폐섬유화증 환자의 50%는 심장 질환으로 사망하게 돼 폐문이다.

폐가 딱딱해지고 호흡이 난번해시면 심장도 산소와 영양 공급을 받지 못하게 되고, 전신에 혈액 공급을 당난에는 심장의 부남이 커지게 된다. 때문에 폐섬유화가 오래 지속

5면 심장이 커지는 심실비대, 심부전 등 심장 합병증이 발생하게 된다. 유증 부전이 기능 이어 폐섬유화증 환자의 시망 원인 중 두 번째를 시차한 점으로 심장 합병증을 큰히 발생한다.

이럴에 심장 질환이 놀라던 경우 녹용영동탕과 심폐 기능을 개선시키는 김씨공진단을 함께 복용하는 것이 좋다. 김씨공진단이 심장 기능을 증진시키는 대표적인 강심약인 우 활와심뷰을 바탕으로 사향, 침향, 녹 용 등 십여 면역력을 증진시키는 약재가 더해진 아이다. 딱딱해진 폐를 부드럽게 잔해를 풀어하는데, 심페기 능을 향진시켜면 폐섬유화증의 진행 속도를 늦추고 불편 증상을 원천적 개선시킬 수 있다.

폐기능 뿐 아니라 삶의 질을 개선시킨다

74세 남성 B씨는 수시로 발생하는 기침과 가슴 답답함, 호흡 곤란으로 영동한의원을 내원했다. 18세부터 거세까지 하루 1~2갑의 담배를 피운 그는 섬유타단층촬영(CT)에서 기관지확장증과 폐섬유화증을 받건하고, 곧바로 흡입 치료를 시작했지만 숨쉬이 쉽게 내쉬지 되지 않았다고 했다. 본원에서는 B씨에게 김씨녹용 영동탕과 김씨공진단을 함께 처방하는 한방카테요법을 시행했고, 기관지와 폐의 기능을 개선시키는 침, 뜸, 레이저 치료 등을 병행 쥐였다.

B씨가 서음 내원했을 때 별의 산소

포화도는 정상 범주보다 훨씬 낮은 80%였으며, 폐기능도 45%에 불과했다. 하지만 4개월간의 치료 후 산소 포화도는 98%로 정상 수치로 회복했고, 폐기능도 70% 이상으로 개선 되었으며 무엇보다 지속되던 기침, 호흡곤란이 1년 사이에 1.5kg나 감소했던 체중이 다시 12로 전치 기거리어 회복되어 삶의 질이 크게 향상되었다.

이러한 폐섬유화증은 완치가 어려운 진행되 난치 질환이지만, 빠른 시기에 적절한 치료가 이루어진다면 생활의 불편함을 크게 줄일 수 있다. 복합 폐섬유화증 환자라는 반복적으로 급연해야 하며, 증상을 악화시키 는 유해 가스, 먼지 등을 접촉하지 않도록 해야 한다. 이에 디해 지속적인 호흡 곤란으로 발생하는 가쁨 저하, 무력감, 소화 불량 등 신체 전반의 기능을 함께 개선한다면 폐섬유화증 난치 받은 폐질환시라도 증상의 악화 없이 관리할 수 있을 것이다.

폐섬유화증은 세계 모든 사람들이 경제적으로 폐질환으로 영동한의원 박 태필요법의 치료방법에 대한 세계의료인들의 관심이 높다. 이미 수십 차례 관련 논문을 세계 각국에서 발표한 배 있다.

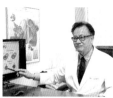
김남선 원장은 40년이 넘게 수십만명의 폐질환 환자를 진료해왔다

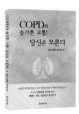

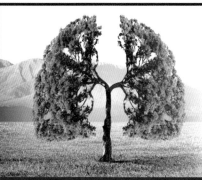

중앙일보

COPD 완치혁명 100년

날씨가 추워지면 더 심해지는 COPD 환자!
최대 원인은 흡연, 조기진단과 적절한 치료가 급선무

미세먼지 급증으로 환자수 늘어, 2020년 사망원인 3위로 예상되는 COPD

FOCUS!

흡연남성 환자 비율 75%
초기 증상 못 느껴 치료 놓쳐

한번 손상되면 회복 힘든 폐
조기 진단과 철저한 관리 필요

만성기침과 객담이 증세
담배와 미세먼지가 주원인

만성폐쇄성폐질환 환자의
연령별 증가 비율

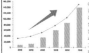

호흡기 질환 중 가장 치명적인 것이 만성폐쇄성폐질환(COPD: Chronic Obstructive Pulmonary Disease)이다. 그런데 최근 흡연과 미세먼지 같은 심한 대기오염으로 이 COPD 환자가 점점 늘고 있다. 이 증상은 폐의 산소 교환 장치인 폐포가 서서히 병들며 숨쉬기가 힘들어지는 것으로 심해진 사람에도 COPD를 칭한다. COPD를 '칭'목의 살인자로 부르는 이유다. 초기에는 증상을 잘 못 느끼기가 대부분 병이 진행된 후 발견한다.

만성폐쇄성폐질환은 전 세계 사망 원인 중 4위다. 특히 세계보건기구(WHO)에 따르면 2020년엔 사망 원인 3위가 될 것으로 예측된다. 날씨가 추워지면 한층 더 많은 예 증상이 더 심해지는 COPD 의심 증상과 폐 건강에 도움이 되는 생활습관에 대해 알아본다.

호흡곤란으로 사망에 이를 수도

COPD는 폐에 염증이 지속되고, 기관지가 점차 좁아지는 호흡기 질환이다. COPD는 폐포나 가스나 입자가 쌓여 발생하며 쌓이게 되고, 그 때문에 산소 교환 장치인 폐포가 손상돼 회복되지 않는다. 폐포가 망가지면 산소를 받아들이지 못하고, 기관지에 염증까지 생겨 점차 좁아진다. 결국 호흡 곤란으로 사망에 이를 수도

있다. COPD는 남성 환자 비율이 75%를 차지한다.

COPD를 일으키는 가장 중요한 원인은 담배다. 4000여 흡의 미세먼지 에 매우 담배 유해물질이 입자가 폐포에 축적되며 폐포가 손상되도, 미세먼지(매연, 조리시 연기 등 실내외 오염), 고령, 유전적, 천식, 기도과민반응자 등에서 주로 발병한다. 진폐 환자 80~90%의 원인이 흡연 때문이다. 추천한다. 건강흡연도 영향을 주고 미세먼지, 매연, 조리할 때 발생하는 연기 등 환경적인 요인들도 COPD 발생과 관련이 있다.

보통 하루에 담배 한 갑 이상을 10년 이상 피운 40세 이상, 반 갑을 피우면 20년 이상 피운 경우 및 간접흡연, 화학약품과 먼지 등 분진 노출, 미세먼지(매연, 조리시 연기 등 실내외 오염), 고령, 유전적, 천식, 기도과민반응자 등에서 주로 발병한다.

폐기능 검사 등 철저히 관리해야

COPD는 초기에 가래 기침이 발생하고 특별한 증상이 써서 없어서 치료 시기를 놓치는 경우가 많다. COPD가 심각한

것은 손상되고 폐와 기관지가 예전처럼 건강하게 회복되지 않는다는 것이다. 담배가 폐암 원인이 되는 중 참 알고 있지만 담배 때문에 COPD에 걸리고 사망할 수 있는 사실은 잘 모른다. 우리나라에서는 연간 약 6000명 이상이 COPD로 사망하고 있다. 아울러 COPD는 심장혈관질환과 폐암으로 이어질 위험도 크다.

40세 이상 흡연자가 만성기침·가래가 있으면 COPD를 의심하고 폐기능 검사를 받아야 한다. 무기력증, 체중 감소, 만성피로 같은 증상도 동반되기도 한다. COPD의 첫 번째 증상은 만성 기침이다. 처음에는 간헐적으로 나타나다, 감기가 없어져도 기침이 3개월 이상 지속된다. 나중에는 매일 발생하며 때로는 온종일 지속되기도 한다. COPD 초기반응자는 흔히 기침 후에 소량의 끈적한 가래(객담)가 나타난다.

또한 COPD라면서 나타나는 대부분 COPD 환자의 의사를 찾는 이유다. 런지를 걸을 때 숨이 차다 다른 사람을 따라가기 힘들어진다. 증상이 악화되면 가만히 있어도 숨이 찬다. 호흡곤란은 한번 시작하며, 초기엔 폐 기능이 악해지며 점차 심해진다. 여기에 백혈가치는 현관하고 가슴이 넓어진다는 흉부 압박감이 나타날 수 있다.

금연과 접종, 항상 청결 유지해야

COPD 때문에 한번 손상된 폐 기능은 다시 회복되기 힘들다. 때문에 증상을 기억해야 초기에 진단하고 병이 악화되지 않도록 꾸준히 치료를 받아야 한다. 증상이 의심될 때 폐 기능 검사를 받아야 한다. 또 COPD를 예방을 위해 금연해고, 이미 COPD를 앓고 있으면 철저한 생활관리가 요구된다.

담배는 COPD 주범이기 때문에 금연만큼 좋은 예방법은 없다. 담배 유해물질은 30년간 축적된다. 예방 접종도 필요하다. COPD 4기 환자의 30%가 폐렴으로 사망한다. 특히 폐렴은 페렴구균 백신 접종을 받아야 한다. 독감 예방에도 도움이 되는 인플루엔자 백신 접종도 필요하다.

규칙적 생활환경을 만들고 호흡 재활운동으로 간략할 수 있을 정도의 빨리 걷기 등 일주운동 한 번이 상해도 좋다. COPD 환자는 최적을 통해 병증의 진행 을 늦추거나 줄이며 기침, 가래 등의 증상을 개선하고 폐활량을 늘리는 노력이 반드시 필요하다.

24시간 고통스러운 폐질환의 A∼Z
증상과 치료, 예방에 대한 모든 것 총망라!

전국 서점 판매중
COPD 완치혁명 100년
www.smbooks.com
김남선 지음 | 240쪽 | 값 14,500원

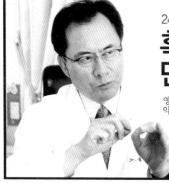

동아일보

하버드도 주목한 **COPD 한방복합요법**, 자생력 높여 **숨길 연다**

계속 늘어나는 만성폐쇄증 환자!
원인은 흡연과 미세먼지, 유해물질 등

인정받는 COPD의 한의학적 치료

의료기술이 날로 발전하고 있지만, 난치성 질환에 대한 치료는 여전히 풀기 어려운 숙제로 남아있다. 현대 의학에서 완치를 위한 치료법이 있는 경우 난치성 질환을 없는 환자가 늘 종종 하이라이에 해당할 및, 나, 난치성 호흡기 질환이 얼쩐 대표적인 질환(COPD)도 대표가지로 여기에 해당한다. COPD의 한의학적 가치는 내세폐복합의약에서도 주목받는 부분이다.

이런 점에서 영동한의원 김남선 원장이 국내 의료 세계 각국에서 논문을 통해 발표해 온 '한방 약물 복합요법'이 대표적이라고 할 수 있다. 40여년간 COPD 치료를 집중적으로 연구해 온 김 원장은 수차례 국제학회에서 복합 한약의 서론 효과를 1호에서 우수성을 인정받았다.

특히 지난해 8월에는 미국 하버드메디컬스쿨에서 국내 한의사 최초로 COPD 한방 약물 처방에 대한 증거 사례를 발표해 이목을 끌었다.

COPD는 어떤 질환인가

COPD는 폐가 손상돼 숨길이 좁아지는 질환이다. 기도에 염증이 생기

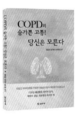

면서 서서히 폐기능이 약해지는 것이 특성이다. 주로 남배연기, 미세먼지 등 공기를 통해 들어오는 유해물질이 폐에 쌓여 발병한다.

COPD의 주요 증상은 ▷기침 ▷가래 ▷기슴 답답감 ▷호흡곤란 ▷진 신무기력증이다.

사실 이 질병의 초기 증상은 감기와 비슷해 그냥 지나치기 쉽다. 하지만 병이 진행될 수록 호흡이 가빠지면서 가벼운 신체 활동에서도 숨차고, 김남선 원장은 "초기에는 무력한 증상이 나타나지 않고 감기로, 오인하기 위해 대부분 치료시기를 놓친다"며 "폐 이상 흡연자 중에서 3주일 이상 기침 가래가 계속되고 호흡곤란이 지속된다면 COPD를 의심해 봐 필요가 있다"고 말했다.

한방 약물 칵테일 복합요법 효과 입증

문제는 COPD는 한 번 발병하면 증상 개선이 쉽지 않고 재발도 잦아 적극적인 치료가 요구된다는 점이다.

COPD가 급성화로 악화되면 환자의 절반이 평균 3.3년 뒤 사망하고 환자의 75%가 평균 7.7년 후 사망한다는 통계도 있을 만큼 위험이 매우 크다.

COPD는 여기에 부정맥과 협심증, 심근경색 등 심장합병증도 일으킬 수 있어 각별한 의료가 필요하다. 그만큼 치료도 까다로운 것이 COPD의 문제다. 영동한의원 깊게 폐의 산소교환능력이 폐포가 반복지면 회복이 쉽지 않다.

이와 관련해 김 원장은 신체 자생력을 끌어 올리는 방식으로 COPD를 치료한다. 호흡기에 쌓인 염증을 제거해 증상을 잡고 폐와 심장의 기능을 높여 면역력을 강화하는 방식으로 하는 것을 우선한다. 김원장은 "근본적인 치료방식인 복합요법을 시행한 경우 빠르면 3~4개월, 길면 1년 안에 기침 가래 호흡곤란 증상이 개선될 수 있다"고 말했다.

일본인 여성환자의 완치 사례

실제부 일본 COPD 환자가 치료를 위해 한국을 방문하기도 한다. 현식과 COPD로 감작이 호흡이 물 안심 는 증상이 심했던 국제공인의회계사 K씨는 늘 근무 중에 갑작스런 호흡 발작으로 응급실에 여러번 실려간 경험이 있는 환자였다.

점차 증상관리가 어려워지자 K씨는 전국 지인의 소개로 영동한의원을 찾아 치료를 시작했다. 그러던 복합요법 치료와 호흡기 대양치료를 병행한 김과 심패 기능이 향상돼 COPD 증상이 눈에 띄게 호전되고 완치나 게 기뻐하며 귀국했다.

폐포의 재생을 돕는 김씨녹용영동탕

전체의 면역력 증강을 위해 처방하는 복합 한약인 '김씨녹용영동탕'이

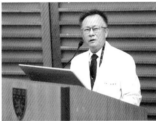

폐COPD 한방약물요법에 대한 임상결과 논문을 발표하는 영동한의원 김남선 원장

다. 호흡기 치료에 효과적인 소청룡 탕(小靑龍湯)을 비롯해 35가지 한약재를 더해 만든다. 녹용을 비롯해 녹각·교신화·금은화·중화자·백작약·오미자 등이 담겼다.

마지막은 신체 자생력을 회복하는 것이다. 악해진 폐·심장 기능을 보완하는 과정이다. 특히 김 원장은 COPD치료를 때 폐 뿐이 아니라 심장기능 회복에도 중점을 둔다. 폐건강이 약해지면 심장이 나빠지고, 심장 기능이 떨어지면 폐 기능도 악해지기 때문이다.

한의학에서는 오장육부 중 하나의 장기가 균형을 잃으면 연쇄적으로 다른 장기에도 영향을 미친다고 본다.

심장기능 회복에는 김씨공심단

심장기능 회복을 위해 쓰이는 처방은 김씨공심단이다. 김씨공심단은 공진단 및 우황청심환을 개량한 한약이다. 천궁과 침향·우황·산수유·당귀 등을 넣어 만드는 한약이다. 김씨공심단에 포함된 99.9% 순금박의 금박은 강한 항균·항염기 작용과 함께 특히 혈관 유심과 혈관의 혈전으로 배양화되어 막힌 유심맥을 회복시켜 주는 역할을 한다. 또한 김 원장은 여기에 그치지 않고 김씨공심단의 효과를 높인 'K-심폐단'도 개발했다. K-심폐단은 김씨공심단의 개인 맞춤형 처방이다. 김원장은 "K-심폐단은 환자 개개인의 체질과 증상에 따라 맞춤 처방해 1달 정도 복용해도 김씨공심단보다 치료 효과가 훨씬 높다"고 말했다.

금연은 필수, 전반 기능 관리해야

이처럼 COPD예방과 완치는 완치가 어려운 진해성 난치 질환이지만, 빠른 시기에 적절한 치료로 이어지면 다른 생활의 불편감을 크게 줄일 수 있다. 특히 폐질환 COPD 환자라면 우

수적으로 금연해야 하며, 술과 숯상을 야기시키는 유해 가스, 먼지 등을 집촉 하지 않도록 해야 한다.

여기에 더해 지속적인 호흡 운동으로 폐 발생하는 기억 저하, 무력감, 손 발 결림 등 신체 전반의 기능을 힘 게 개선한다면 폐섬유화될 3단 된 환자들일지라도 전문의의 도움을 받아 증상의 악화 없이 잘 관리될 수 있을 것이다.

Tip

복합한약에 사용하는 한약재

녹용
사슴의 뿔. 조혈작용으로 폐포의 재생을 돕는다

금은화
인동덩굴의 꽃. 호흡기 염증을 제거 해 폐 면역력을 키워준다.

신이화
백목련 꽃망울. 좁아진 기관지를 넓혀 숨구멍을 열어준다.

오미자
오미자나무의 열매. 혈류를 개선해 심장 기능을 강화한다.

도라지
도라지의 뿌리. 잦은 기침 증상을 잡고 아픈 폐 통증을 완화한다.

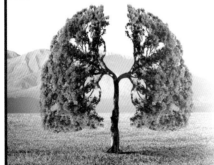

사례로 보는 치료 후기

미세먼지, 담배보다 100배 폐 치명적

COPD치료 김흥규(78세, 종로구 관철동)

저는 7년 동안 숨이 차고 기침 가래
가 나왔고 1년에 3-4회 숨이 차서
응급실을 갔었습니다. 그때마다 스
테로이드 치료를 받았습니다. 평소
에 담배를 하루 한 갑 가량 피웠으
며, 결핵 치료 경험도 있습니다. 그러나 YD영동탕 6개월 복
용 후, 기침과 가래, 숨이 찬 증상이 소실되었고, 지금은 회복
하여 폐면역을 위해 YD면역 치료 약물 복용 중입니다.

COPD 02)542-9557

폐섬유화증 치료 이상열 (69세, 여의도 거주)

작년 초부터 기침과 가래, 숨이 차고
코도 잘 막히고, 특히 수면 중에 숨
이 멎는 느낌이 있었습니다. 평소에
흡연도 많이 하여서 그런지 수시로
가슴이 조이는 현상이 있었습니다.
작년 11월에 검사한 결과 혈중산소포화도(SPO2)가 79%로
낮은 편이었으나, 김씨영동탕에 소청룡탕을 합방하여 복용한
결과 기관지의 폐증상이 소실되었습니다. 또 환절기 호흡 면
역약인 쌍폐탕 복용을 하면서 금년 3월에는 혈중산소가 96%
로 올랐습니다. **폐섬유화증 02)542-9557**

폐쇄성폐질환 COPD는 강심약 공심단을
같이 써야 심폐기능 좋아지고 폐병 완쾌돼...

심장천식, 심근경색증 치료 윤석진 (71세, 안양 동안구)
심장 스텐스수술 후, 심근경색과 폐기종으로 숨이차고, 마른
기침, 식욕부진 가끔 흉통에 가슴까지 갑갑함을 느꼈었습니

다. 한때 담배를 하루 한 갑 정도 피면서 고혈압, 당뇨, 심장
병, 폐기종 등 심장 폐질환을 알았던 경험도 있습니다.
김씨녹용영동탕과 공심단 칵테일 복합처방을 받으면서
SPO2 87%로 호전되었습니다. 물론 현재도 기침, 가래, 호흡
곤란이 유동적이긴 하나 지금까지 경과가 좋고 심장이 회복
되고 심폐 기능 향진을 중점으로 치료 중입니다.

심근경색증, 천식 복합치료 02)542-9557

폐심장 안복순 (57세, 관악구 신림동)

평소에 기침이 잦고 숨이 찬 편이
며 심장이 약해 잘 놀라는 편입니다.
2008년 서울의료원에서 폐암 3기를
진단받았고, 결핵 치료경험도 있습
니다. 김씨영동탕 6달 복용이후 기
침 가래, 숨찬 증상이 95% 소실되었습니다. 지금은 편안히
치료받고 있습니다.

심폐기능 향진 02)542-9557

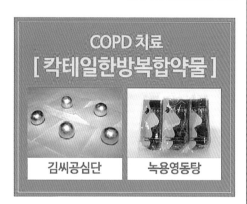

COPD 치료
[칵테일한방복합약물]

김씨공심단   녹용영동탕

미세먼지의 공격에 대처하라

잿빛 미세먼지의 계절이 돌아왔다. 코를 통해 들어온 미세먼지는 폐를 거쳐 심장, 혈관, 뇌 등 온몸 구석구석으로 퍼진다. 몸속으로 침투한 미세먼지는 소리도 형체도 없이 은밀하게 우리 몸을 파괴한다. 일상 회복이 본격화되더라도 미세먼지를 막아주는 마스크 착용은 여전히 필요하다. 미세먼지의 위험성과 생활 속 대처법을 알아봤다.

1분 만에 코→폐→혈관 이동해 전신에 퍼져

미세먼지 '나쁨'이 일상인 시대다. 더 치명적인 것은 입자 크기가 더 작은 '초미세먼지'다. 미세먼지는 크기가 작을수록 유해물질을 더 많이 흡착해 독성이 강하고 체내 침투력도 뛰어나다. 입자 크기가 작아 체내에서 더 멀리 더 깊이 이동하고 더 많이 반응한다. 작고 가벼운 초미세먼지는 모세혈관과 맞닿아있는 폐 깊숙한 곳인 세기관지 끝까지 이동한다. 코로 흡입한 초미세먼지가 고작 1분 만에 폐를 거쳐 혈관으로 침투했다는 연구도 있다. 이렇게 혈관을 통해 들어온 초미세먼지는 온몸을 순환하면서 곳곳에 염증 반응을 일으킨다.

초미세먼지 노출은 그 자체로 전신 건강을 위협한다. 체내로 침투한 초미세먼지가 염증반응을 촉진해 조직 손상을 유발한다. 호흡기를 통과한 초미세먼지는 혈관을 타고 전신에 염증 반응을 일으켜 폐, 심장 기능을 떨어뜨리면서 천식, 기관지염, 심근경색, 폐암 등 호흡기 및 심혈관 질환 발생 위험을 키운다. 천식 등 호흡기 질환을 앓고 있는 사람은 초미세먼지 농도가 $10\mu g/m^3$ 증가할 때마다 증상 악화로 병원에 입원하는 비율이 18% 증가했다. 초미세먼지 농도가 하루 평균 $50\mu g/m^3$ 이상인 날은 $10\mu g/m^3$ 이하인 날보다 급성 심정지 발생률이 13% 높았다는 연구도 있다. 결과적으로 고농도 초미세먼지에 오래 노출되면 각종 질환 발병으로 사망할 위험이 커진다.

장기간 노출 시 '사망 위험'도 증가

맹독성 초미세먼지의 공격은 여기서 그치지 않는다. 초미세먼지 노출도가 높을수록 뇌의 퇴행 속

도도 빨라진다. 뇌에서 기억, 학습을 담당하는 대뇌피질이 위축돼 치매 위험이 커진다. 또 체내에 축적된 초미세먼지는 유전자 돌연변이를 일으켜 폐암 등을 유발하는 것으로 나타났다. 이같은 건강 위해성이 입증되면서 세계보건기구(WHO) 역시 2013년 미세먼지를 1급 발암물질로 규정했다.

매년 심해지는 미세먼지로 인한 피해를 줄이려면 어떻게 해야 할까. 우선 미세먼지 노출을 최소화한다. 소아청소년기에 초미세먼지에 더 많이 노출될수록 성인이 됐을 때 심혈관 질환 발생과 관련된 경동맥 내막 두께가 더 빨리 증가했다는 연구도 있다. 한 번 체내로 들어온 초미세먼지는 제거하기가 어렵다. 가급적 노출을 피하는 것이 최선이다. 미세먼지 예보를 확인해 오염도가 높을 땐 가급적 외부 활동을 자제한다. 자동차가 많이 다녀 대기 오염이 심한 도로변보다는 한적한 길로 우회하는 것도 좋다.

미세먼지가 심한데 직장, 학교 등으로 외출을 피하기 어렵다면 KF인증을 받은 보건용 마스크를 착용한다. 코로나로 친숙한 KF인증 마스크는 미세먼지를 막아주는 휴대용 공기청정기다. 미세먼지를 끌어당기는 특수 정전기 필터로 체내 유입을 막는다. KF 뒤의 숫자가 클수록 미세입자 차단 효과가 크다. 마스크를 착용할 땐 얼굴에 잘 밀착시켜 틈이 생기지 않도록 착용해야 한다. 외출 후에는 손, 얼굴 등을 깨끗이 씻고 양치질한다. 샤워로 머리카락 등에 남아있는 먼지를 씻어낸다.

KF인증 마스크 착용 & 개인위생 철저

비타민B군 등 영양제나 과일, 채소 등 항산화 성분이 풍부한 식품을 먹는 것도 좋다. 미세먼지에 노출되면 세포 속 유전자가 손상되고 활성산소가 만들어지는 산화 스트레스 현상이 증가한다. 항산화 식품은 몸 안으로 이미 침투한 미세먼지의 공격을 막아 미세먼지의 체내 영향력을 상쇄시킨다. 수분 보충도 필요하다. 호흡기 점막을 촉촉하게 유지해 미세먼지의 침투를 막아준다.

환기도 중요하다. 초미세먼지는 실내에서 음식물을 조리하거나 청소를 할 때도 생길 수 있다. 환기를 소홀하면 실내 공기 오염도가 높아진다. 평소에는 오전, 오후, 저녁 하루 3차례 30분 이상 창문을 열어두는 자연 환기로 정체된 실내 공기를 바꿔준다. 굽거나 튀기는 요리를 할 때는 반드시 후드를 작동시켜 연기를 밖으로 내보낸다. 단, 미세먼지가 심할 땐 자연 환기 대신 공기청정기 등으로 환기한다.

COPD 등 폐질환에 더 취약한 태음인

입호흡하는 폐, 담배 피우는 폐보다 100배는 더 나빠

의사인 K씨(89)는 20대 초반부터 담배를 하루2갑씩 피워 온 헤비스모커였다. 5년 전부터 평지에서 걷기 힘들 정도로 숨이 차고 기침과 가래가 반복돼 나타났는데, K씨는 병원에서 COPD(만성폐쇄성폐질환) 진단을 받았다. K씨의 폐 기능은 30% 정도 밖에 남지 않은 상태였다. K씨는 담배를 끊고 의학과 한방의학이 도움을 받아 병행치료 한 덕분에 증상이 어느 정도 개선되는 듯 했다. 하지만 K씨는 지난 1월 독감에 걸린 후 호흡에 어려움을 겪어 입원했다가 증세가 호전되지 않아 호흡과 심장이 정지됐다.

COPD(만성폐쇄성폐질환), 폐섬유화증 등의 폐질환은 장기적으로 폐를 손상해 호흡 기능을 유지하기 어렵게 만든다. 이 같은 질환으로 폐와 심장이 딱딱해지면 심장 기능이 정지될 수 있다. 정상적인 폐와 기관지에서는 백혈구가 세균, 바이러스, 유해물질, 미세먼지나 알레르기 물질 등을 걸러주지만, 약해져서 기능이 소실된 폐와 기관지는 면역력이 떨어져 빠르게 망가진다. 최근 건강보험심사평가위원회에 따르면 45세 이상의 19.4%, 여성의 7.9%에서 COPD가 나타났다.

입호흡 습관 코호흡으로 고치면 기관지, 폐기능 살아나

COPD는 암과 당뇨, 고혈압, 심장병에 이어 치사율이 높은 질환이지만 경중인 경우 치료, 관리만 잘하면 위험성이 크지 않다. 폐질환 치료에 가장 우선시 되는 항목은 금연이다. 병에 걸린 다음이라도 담배를 끊으면 병의 진행을 지연하거나 멈출 수 있다. 평소 감기나 폐렴 등 호흡기 질환을 관리하는 것도 중요하다. 요즘 같은 건조한 날씨에는 호흡기가 미세먼지, 알레르기 물질, 꽃가루, 화분 등에 노출되지 않게 하고 외출 후 손과 얼굴을 깨끗이 씻어 개인위생을 철저히 해야 한다. 바이러스성 질환이 창궐할 때는 사람이 많은 곳을 피하는 것도 방법이다.

한방에서 볼 때 폐질환에 취약한 부류는 태음인이다. 연구 결과에 따르면 만성 폐질환의 75%가 태음인이다. 기관지나 폐포에 힘이 없고 폐력(肺力)이 평균 이하인 태음인은 코로 공기를 흡입하는 기능이 떨어져 자연히 입으로 호흡을 보충하게 된다. 입호흡이 편하다는 생각이 뇌에 고착화되면 입호흡은 점차 습관이 된다. 입호흡은 폐질환을 부르는 요인이다. 먼지, 찬 공기, 알레르기 물질, 바이러스, 박테리아, 곰팡이 같은 유해물질을 걸러내주지 못해 바로 폐에 타격을 입히기 때문이다. 때문에 입호흡의 교정은 한방에서 가장 중요하게 여기는 폐질환 예방법이다.

망가진 폐포를 재생하는 치료

한방의학에서 폐 치료를 할 때 기침, 가래, 호흡곤란의 증상을 완화시켜 삶의 질을 올리는 데 주안점을 둔다. 폐를 회복시켜 재생시키기 위해서는 꾸준한 복약과 폐 재활치료가 병행돼야 한다. 필자는 일본 도야마(富山) 국제회의장에서 열리는 'COPD의 치료병에 관한 국제회의'에 초청받았다. 일본 도쿄의 도호대학의료센터인 오오모리(大森)병원 동양의학과 코노요시나리(訶野吉成) 교수, 이와야마(岩山精三) 박사, 동방대학 주임교수 미우라오토(三浦於兎) 박사 등이 모여 최신 폐질환 치료법에 대해 집중적으로 토론했는데 필자는 영동한의원만의 독자적인 치료법을 가지고 학술대회에 참석한 것이다.

영동한의원에서는 아로마 오일인 유칼립투나 페퍼민트 등을 증류수에 희석해 연무기(Nebulizer, 네블라이저)를 이용해 치료한다. 한약으로는 '金氏 영동탕'을 쓴다. 2000년 전부터 중국 고금에서 언급해 온 소청룡탕(小靑龍湯)을 현대에 맞게 발전시킨 '金氏 영동탕'은 기관지 확장 효과가 있는 신이화에 폐의 염증을 가라앉히고 폐포나 모세기관지를 활성화시키는 금은화를 첨가해 좁아진 기관지 확장과 항알레르기 작용, 기관지 염증 반응 감소, 망가진 폐포를 재생 등의 효과가 뛰어난 내용을 발표해 큰 관심을 끌었다.

"감기처럼 기침 나고 숨쉬기 힘들다면 COPD 의심해야"

지난 40여 년 동안 한의원을 운영하면서 깨달은 것이 있다. 전반적인 신체 건강을 유지하는 데 '폐 건강'이 무엇보다 중요하다는 사실이다. 현대인은 대기 오염, 스트레스로 인한 잦은 흡연 등 폐가 상하기 쉬운 환경에 노출돼 있다. 우리 몸의 공기주머니인 폐는 한 번 악화하면 회복하기 어렵다.

지피지기(知彼知己)면 백전불태(百戰不殆)라고 했다. 폐에 대해 잘 알아야 각종 질병을 예방할 수 있다.

이번 칼럼에서는 만성폐쇄성폐질환(COPD)에 대해 설명하고자 한다. COPD는 폐가 손상돼 숨쉬기 힘들어지는 호흡기 질환이다. 해로운 가스나 입자가 체내에 쌓이다 보면 폐에 염증이 생긴다. 염증이 퍼지면서 기관지가 점차 좁아지고, 폐의 산소 교환 장치인 폐포도 서서히 병든다. 결국 사망까지 이를 수 있다. COPD를 '침묵의 살인자'라고 부르는 이유다.

◇폐 기능 악화, 심장질환 부른다

COPD 초기 증상은 감기와 같이 기침·가래로 시작한다. 이 외에는 특별한 증상이 없어 치료 시기를 놓치는 경우가 많다. 그러다 어느 날부터 숨이 차기 시작한다. 증상이 심해지면 계단을 오르지 못하고 주저앉을 정도가 된다.

COPD 병기는 1~4기로 나뉜다. 1기에서 4기로 넘어가는데 일반적으로 10년 이상 걸린다. 폐 기능이 50% 이상 손상되기 전까지는 특별한 증세가 없다. 천천히 진행되다가 대부분 2기에서 발견된다. 일단 증상이 나타나면 상태가 급속히 나빠진다. 중증이 되면 산소통을 이용한 24시간 치료에 의지해야 생명을 연장할 수 있다. COPD를 4기에 발견하면 5년 생존율이 폐암과 같은 수준인 20~30%에 그칠 정도로 낮다.

이 질환의 더 큰 문제는 여러 합병증을 일으켜 사망 위험을 높인다는 것이다. COPD로 인해 호흡 곤란이 오면 신체에 산소 공급이 부족해져 저산소증·심근경색증·협심증 같은 심장질환이 생길 수 있다. 혈관 산소가 부족하면 심장 근육을 지배하는 혈관이 막혀 질환을 유발하는 것이다. COPD 환자 중 30~40%가 협심증과 심근경색증을 함께 앓는다는 통계도 있다. COPD 합병증으로 나타난 심장질환에 따른 사망률은 30%에 이른다. 악순환이 계속되면 몸 상태가 도미노 쓰러지듯 연속적으로 나빠진다. 이를 이겨내려면 근본적인 심폐 기능을 끌어올려야 한다.

◇한방으로 COPD 잡는다

현대 의학에서는 COPD를 난치병으로 분류하기도 한다. 항생제로 염증을 잡는 양방과 달리 한방에서는 폐포 재생과 폐·기관지의 면역 증강, 폐 기능 활성화를 목표로 치료한다. 또 기침, 가래, 호흡 곤란 증상을 완화해 삶의 질(質)을 높이는 데도 집중한다.

이 같은 원리를 적용해 내가 개발한 것이 '김씨 녹용영동탕'과 '김씨 공심단'이다. '김씨 녹용영동탕'을 복약하면 '면역력 증가, 청폐(淸肺), 폐 재생' 순으로 회복될 수 있다. 우선 면역력을 끌어올려 바이러스와 세균, 알레르기 물질 등이 폐로 들어오지 못하게 막는다. 그리고서 염증과 노폐물을 삭히는 청폐 작용을 한다. 마지막으로, 망가진 폐포가 건강한 상태로 재생되게 돕는다. '김씨 공심단'은 심폐 기능을 활성화해 폐가 재생되게 할 수 있다. 환자 상태에 따라 이 두 가지 처방을 동시에 하는 '칵테일 복합 약물 요법'을 적용하기도 한다.

좋은 약재만 엄선해 제작했기에 약값이 다소 비싸 환자들이 부담을 느끼는 점이 아쉽다. 그러나 4기 중증 환자도 치료 시작 1년 이내에 완치된 사례가 있을 만큼 효과가 좋아 의사로서 자부심을 느낀다.

바른 호흡은 코로 하는 호흡이다

우리는 입으로 음식을 먹고 말을 한다. 그러나 언제부턴가 입이 '호흡' 이라는 코의 영역을 침범하기 시작했습니다. 코 질환으로 인한 코막힘이나 격한 운동에 대한 반동으로 간간히 행해지던 입 호흡이 어느새 습관이 되어 버린 것이다.

코와 기관지를 연결하는 중간에서 기관지와도 통해 있기 때문에 전혀 힘들이지 않고도 입호흡은 가능하다. 어떨 때는 작은 콧구멍보다 큰 입으로 한꺼번에 숨을 몰아쉬는 것이 더 편하다고 느낄 수 있다.

코에는 이물질을 걸러내는 섬막과 점막 있어

그러나 우리가 확실히 알아야 할 것이 있다. 몸의 기능은 편하다고 마음대로 써서는 안된. 특히 입에는 코처럼 이물질을 걸러내는 섬모나 점막의 역할을 할 만한 것이 없다. 에어컨이나 정화기에 필터 장치가 없다면 어떻게 될까요? 수많은 먼지와 세균의 온상지가 될 것이다.

공기정화장치가 없는 입 호흡은 바이러스와 세균에게 우리 몸을 열어주는 것과 같다. 특히 입호흡은 바이러스·세균 침투에 취약하기 때문에 크게 유행했던 코로나19처럼 바이러스 질환이 심각하게 유행할 때 더욱 주의해야 한다.

호흡을 할 때 방법에 특별히 신경을 쓰거나 고민을 하는 사람은 거의 없다. 체조를 하며 의식적으로 심호흡을 할 때조차 코로 들이마셔야 하는지 입으로 들이마셔야 하는지를 고민하는 사람은 없다.

입안을 자주 행구어 청결 유지

굳이 어디로 호흡을 하는지 묻는다 해도 막연하게 '나는 코로 호흡하고 있어' 라고 생각할 뿐이다. 다시 말해 호흡에 대해 각별히 신경 써본 적도 없으면서 자신은 입 호흡을 하지 않는다고 생각하는 것이다.

그러나 말을 하고 있을 때, 텔레비전에 빠져 있을 때, 잠자고 있을 때, 운동을 할 때 등 여러 상황에서 호흡방법을 관찰해보면 입으로 호흡을 하는 사람들을 쉽게 찾을 수 있다. 특히 서비스업·영업 등 말을 많이 하는 특정 직업군은 상대적으로 입으로 호흡을 하기 쉽다. 일을 하면서 긴장을 많이 하면 본인도 모르게 입으로 호흡을 하기 때문이다.

때문에 이야기를 할 땐 중간 중간 사이를 두고 그 때마다 의식해서 코 호흡을 해야 한다. 또 입으로 바이러스나 세균이 침입해 편도선염도 생길 수 있어서 입을 자주 헹구어 청결하게 하는 것이 중요하다.

자신도 모르게 하고 있는 입호흡

자기도 모르는 새에 많은 사람들에게 입으로 호흡하는 나쁜 습관이 배어버린 것이다. 자신이 어디로 호흡하는지 특별히 의식하지 않으면 사람은 입과 코, 두 기관을 모두 사용해서 호흡한다. 입호흡은 대량의 공기를 넣을 수 있다는 장점이 있지만 직접 기도를 통하니 편도선이 상하거나 바이러스 등 잡균에 대해 무방비한 상태가 되기 쉽다.

그 피해는 천식이나 아토피성 피부염, 꽃가루 알레르기 등 알레르기 질환의 급증형태로 나타나고 있다. 사실 알레르기는 이처럼 우리 몸을 보호하기 위해 체내에 침입한 이물질에 대한 반응의 일종이다.

알레르기의 근본원인도 이 입호흡에서 찾을 수 있으므로 자신도 모르게 입호흡을 하고 있지 않은지 또 어린 자녀들이 입호흡을 하는지 늘 점검하고 바른 코호흡이 이루어질 수 있도록 유의해야 할 것이다.

입호흡 치료

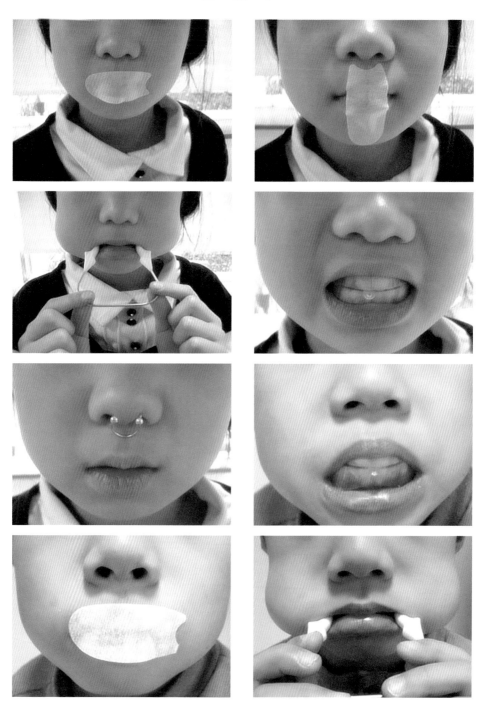

※ 입호흡 교정 Lip Taping 일본 니시하라 호흡 연구소